全科医学理论与实务

主 编 陈 力 杨 震 王 静

科 学 出 版 社

北 京

内 容 简 介

本书共分6章，分别阐述了全科医学的发展、全科医学诊疗的独特性、全科医学与专科医学的关系、全科医师的工作方式、全科医学的临床诊疗思维、全科卫生服务管理及全科护理六个方面的内容。重点介绍了全科诊疗中解决困惑问题的理论依据和有效方法。本书理论基础与临床实践密切结合，引领初级全科医师全面了解全科医学学科的特点和核心内容，在临床转岗培训和基层医疗实践中服务大众。本书适用于全科医师及入职培训人员参考阅读。

图书在版编目（CIP）数据

全科医学理论与务实 / 陈力，杨震，王静主编. —北京：科学出版社，2023.2

ISBN 978-7-03-073704-5

Ⅰ.①全… Ⅱ.①陈… ②杨… ③王… Ⅲ.①家庭医学 Ⅳ.①R499

中国版本图书馆CIP数据核字（2022）第208283号

责任编辑：郝文娜 / 责任校对：张 娟
责任印制：苏铁锁 / 封面设计：吴朝洪

科 学 出 版 社 出版
北京东黄城根北街16号
邮政编码：100717
http://www.sciencep.com
北京凌奇印刷有限责任公司 印刷
科学出版社发行 各地新华书店经销
*
2023年2月第 一 版 开本：787×1092 1/16
2023年2月第一次印刷 印张：6 1/2
字数：145 000
POD定价： 79.00元
（如有印装质量问题，我社负责调换）

编者名单

主　　编　陈　力　杨　震　王　静

副 主 编　裴志勇　李海鹏　蒿红霞　翟永志

易红蕾　王莉荔　崔　翔

编　　者（按姓氏笔画排序）

马　莹　王　茜　王　静　王亚南　王莉荔

戎　清　刘　昕　刘子娇　刘亚华　李　健

李海鹏　杨　博　杨　震　邱素红　张　睿

陈　力　陈　骅　林立淇　欧阳春磊　易红蕾

贾　亮　徐　虹　黄　赛　崔　翔　蒿红霞

程　璐　裴志勇　翟永志　潘　昱　潘子杰

前 言

随着社会的进步，全科医学学科的战略定位和发展的重要性日渐凸显，尽管我国目前已经拥有36.5万名全科医师，但绝大多数在基层，综合性医院的全科医师大多是全科专业的专科医师，并不从事全科专业，对全科医学的理论、实践、政策调整和国外进展研究的专业性和专注度明显不足。全科医学学科的建设没有现成经验可循，不同的研究者对此有着不同的见解。如何建设全科医学学科？确立什么方向和目标？不仅有利于加快全科医学学科的建设和发展，而且有利于综合医院与基层医疗卫生机构的功能互补、结构优化、上下联动、相互促进，共同为建立符合中国国情、具有中国特色的全科医学体系打好基础。

本书共分6章全面阐述了全科医学的发展，全科医学诊疗的独特性，全科医学与专科医学的关系，全科医学的临床思维及工作方式，全科卫生服务管理和全科护理等内容。本书定位引领初级全科医师全面了解全科医学学科的特点和核心，为转岗培训医师和基层医疗实践服务。本书适用于全科医师和入职培训人员及全科医学生参考阅读。

解放军总医院
陈　力
2022年10月

目　录

第1章

绪　论

第一节　全科医学的发展

一、全科医学的发展历史

（一）通科医师时代

19 世纪以前，西方国家的医生并不分科，称为通科医师，他们所提供的医疗服务称为通科医疗。通科医疗是医疗界的主体，通科医学可以称为全科医学的前身。当时约 80% 的职业医师都是通科医师，这些通科医师在社区行医，为患者家庭的所有成员提供细致周密的医疗照顾，解决患者及其家庭的一般健康问题，在居民中赢得很高的威望。通科医疗在西方医学的主导地位一直持续到 19 世纪末。

（二）专科化发展阶段

19 世纪末，得益于基础学科（如物理学、化学、生物学等）的迅速发展，医学教育开始向以科学为基础的形式转移。医疗技术飞速发展，医疗重点逐渐从社区转向医院。1910 年，美国著名教育学家 AbrahamFlexner 发表了一篇具有历史意义的考察报告——《加强生物医学教育》，极力主张加强生物医学的研究和教学，他的报告开启了医学专科化的发展趋势。医学专科化的快速发展，形成了以消灭生物学疾病为目标、以医院为中心的就医模式，掌握先进医学知识和技能的医师在人们心中备受尊重。患者因不了解疾病发生和发展的细微变化而处于弱势地位。医院由于拥有先进的设备和诊疗技术，吸引了大批患者，通科医疗受到社会的冷落。

（三）专科与全科协调发展阶段

随着专科化发展的过渡，这种医疗服务模式存在的不足日渐暴露。伴随对预防保健的忽视、治疗的过度细化而缺乏整体性、过度依赖先进设备造成医疗花费高涨等问题的出现，通科医疗的重要性重新受到民众的重视。20 世纪四五十年代，美、英、澳三国相继成立了全科医师学会。1972 年，世界全科医师组织在澳大利亚成立，加速了全科医学在世界范围内的发展。目前，全世界范围内已广泛接受了全科医学发展模式，全科医师的地位也在不断提高。

二、全科医疗出现的必然性

医学的发展经历了经验医学、实验医学和现代医学三个阶段。经验医学阶段，医师主要在临床实践中积累经验，将人作为整体来进行诊疗和防治疾病。没有专业划分、进行通科医疗服务是全科医学的早期发展模式。随着科学技术的进步，医学技术也取得了长足发展，进入了实验医学阶段，实验研究的广泛开展提高了疾病的预防和诊疗水平，人类对病因、病理的认识逐渐清晰、明确，此时医学开始划分专科，而通科医疗逐渐被替代。此后医学技术的进展进一步突飞猛进，进入到现代医学阶段。现代医学借助于分子生物学使人们对生命本质和病因的认识从细胞水平进入到分子水平。医学的发展极大提高了人类的健康水平、改善了人类的生活质量，同时也出现了以下新的问题。

（一）人口老龄化的出现

随着现代社会的城市化进程，人口大量集中在少数大城市，新的公共卫生问题随之产生。许多国家的人口结构都发生了改变。65 岁以上人口比例增大，在发达国家和部分发展中国家老龄人口比例超过了 7%，从而步入了“老年型社会”。老龄人口的增多给社会造成了巨大压力，劳动人口比例下降，老年人对医疗、健康管理的需求要求社会给予重视。老年人生理、心理的变化使得生活质量全面下降，而现代医学的专科化并不能改善这种局面。如何开展综合性、连续性的医疗照顾，使老年人生活质量得以改善，已成为医学界的热点问题。

（二）疾病谱和死因谱的改变

20世纪中期，人类面临的主要医学问题是传染病和营养不良。随着医学技术的迅速发展，营养状况的普遍改善，传染病和营养不良在疾病谱及死因谱上的顺位逐渐被生活方式及行为疾病、慢性退行性病变等取代。慢性病与急性传染病在病因、病理方面的区别，导致患者对医疗需求的改变。患者要求针对慢性病提供长期而连续的服务，内容涉及生物、心理、社会等各方面，强调医患共同参与。

（三）医学模式的转变

医学模式即“医学观”，16 世纪以来，医学界遵循的生物医学模式致力于寻找疾病病因和生理变化，使用还原方法在疾病的各个阶段寻求特定的解释和处理方法，其思维方法属于单因果直线式思维。这种医学模式无法解释行为科学与生物学的相关性。随着疾病谱的变化，生物医学模式的局限性日渐突出。在此背景下生物 - 心理 - 社会医学模式应运而生，该模式提倡者认为生命是一个开放的系统，通过与周围环境的相互作用及系统内部的调控能力决定人体健康状况。生物 - 心理 - 社会医学模式更适应新的医疗形式，其优势也逐渐凸显。

（四）医疗费用高昂、医疗资源分布不均

随着现代医学的发展，医疗费用高涨的问题与日俱增，同时，医疗资源面临分布不均的局面。85% 的卫生资源消耗在仅占 15% 的危重患者身上，仅 15% 的卫生资源用于公众卫生服务，这种分配的不合理性导致了“过度医疗”，产生医疗费用高昂等问题。

三、全科医学的特点

（一）强调以人为中心的系统整体论

全科医学采用系统整体性的方法，将系统论、整体论与生物、心理、社会医学模式结合在一起，在进行医疗照顾的过程中将医学、患者、健康问题等看作一个整体，除了关注人的生物学之外，还关注人的行为学及社会对人的影响。专科医师关注的是疾病，全科医师关注的则是患者。

（二）以预防为先导

全科医疗对个人、家庭和社区健康的管理和负责制度保证了以预防为主的思想的落实，全科医师不仅需要对疾病进行早期干预，还要对尚未发病的高危人群进行关注，帮助其进行疾病的预防。以预防为先导，在“三级预防”工作实施中发挥重要作用，一般以一级预防（无病防病）和二级预防（有病早期诊断、早期治疗）为主。

（三）专业内容具备整体性

全科医学是以医疗为核心，集医疗、保健、预防、康复于一体的综合性学科，全科医师在接诊常见病时多从患者整体入手，充分利用资源，采取简便效廉的措施，反映出全科医学的整体性，体现了与专科医学诊疗不同的思路。

（四）对患者的医疗照顾具有连续性

全科医师对患者的照顾是在人生各个阶段持续存在的，包括疾病状态、健康状态和康复状态，这种连续性照顾使得医师对患者的信息了解全面，对病史掌握清楚，从而可以较为准确地判断疾病的严重程度，结合病情需要谨慎应用现代高科技医疗技术。

（五）服务对象广泛

每个人的健康和疾病都与其社会背景、社区文化和家庭因素相关，全科医学实施的医疗照顾以家庭为单位、以社会为基础，不仅服务于患者，还服务于患者的家庭及社区健康人群。将个体和群体健康照顾紧密结合、互相促进，服务对象不受病种、年龄、性别等因素的限制。

（六）医疗服务以家庭为单位

全科医学重视家庭与健康的内在联系，通过家庭背景来认识个人的健康问题，因而全科医学也被称为“家庭医学”。全科医学的核心内容是“以家庭为单位的初级保健服务”，包括重视家庭对个人健康的影响，以及家庭对维护个人健康的作用。由于个人大部分时间在家庭生活中度过，家庭对个人的生活有重要影响，因此，注重家庭健康的维护，有助于促进个人健康。

（七）医患之间联系紧密

全科医师采取深入患者家庭、主动关心患者病情及健康状况的方式，可以全面细致地了解病情，并给予生活习惯方面的指导和健康教育，因此容易与患者构建亲密的医患关系。

四、全科医学的发展现状

（一）全科医学在国外的发展现状

在欧美等西方国家，全科医疗制度基本成熟，全科医学教育及社区医疗实践模式基本完善。全科医师在改善卫生体制、合理利用卫生资源、降低医疗费用、改善全民健康状况、满足社区居民对健康生活的追求等方面做出了巨大的贡献。现在世界上约有 50 个国家设有全科医学组织和全科医师培训项目，有 15 万多名经过正规训练的全科医师为患者提供基本医疗保健。现以美国、英国为例，对全科医学的大致发展情况做以下介绍。

1. *美国家庭医学制度* 美国的医疗服务分为基层保健、二级医疗和三级医疗 3 个层次。基层保健是指由社区家庭医师提供的医疗照顾，二级和三级医疗由专科医师提供。美国的家庭医学实践模式以私营为主体，在每个社区都会有一个小型诊所。家庭医师提供基层医疗保健服务。患者不管出现何种病症，首先需要到自己的家庭医师那里看病，再由家庭医师决定是否转到专科医师那里。80% ～ 90% 的患者可以由家庭医师直接治愈，仅有 6.3% 的病例需要转诊给专科医师。大多数 65 岁以下的美国人，依靠的是私人医疗保险。美国联邦政府以公立形式为 65 岁以上老年人，以及病残、穷困和失业人口提供医疗保障。美国实施的管理保健模式以经济激励为主要方式，即主要通过起付线和共付保险来调整居民就诊的自付费份额，引导居民到计划指定的家庭医师处就诊。保险公司则按人数将一定比例的保费预付给家庭医师。家庭医师除提供医疗服务外，还负责患者转诊的审核批准。家庭医师是健康和保险公司的“双重守门人”。美国是发达国家中唯一没有实行全民免费医疗保障的国家。美国医疗体制和经济制度一样，也是以高度市场化为主要特征，最突出的问题就是费用过高。

在美国，90% 的医学院设有家庭医学系或科，家庭医师的进修医院有 300 多所。全科医师的培养过程为：4 年大学预科教育获得学士学位，4 年医学院校教育（2 年基础，2 年临床）获得医学博士学位，3 年的全科医师专业培训，通过考试取得全科医师资格。美国实行再认证制度，资格证书的有效期为 7 ～ 10 年，全科医师每 3 年必须获得继续医学教育 150 学分，每 6 年必须参加美国家庭医学委员会组织的全科医师资格再认证。

2. *英国全科医学制度* 英国实行的是全民免费医疗保障制度，其经费全部来自国家税收，医疗服务主要以国有的形式向公众免费提供，卫生费用中极少部分来自私营医疗保险和个人自付。英国的初级卫生保健服务主要由全科医师和开业护士提供，英国超过 99% 的居民都拥有全科医师。专科服务由全科医师推荐到专科医院就诊，全科医师充当患者医疗服务的“看门人”。英国是社区卫生服务的发源地，是最早开展全科医学教育的国家之一。全科医师教育由医学院校教育、毕业后教育和继续医学教育三部分组成。首先，要经过 5 年的医学院校本科学习，毕业后再经过 2 年的临床实践，才可申请注册成为医师。再经过至少 3 年的临床培训，最后经毕业前评估合格后方可取得全科医师资格，全科医师注册后，每年都要参加由皇家全科医师学院组织的继续医学教育活动。

在英国，全科医学发展初期与我国目前的情况相似，不被专科医师及社会所认可，但是在政府的推动下，最近 30 年依靠完善的医疗制度、保险制度及财政支持得以健康发展，政府在国民的基本医疗保障方面做出了巨大的贡献。全科医学更加注重以个人及家庭为中心更广泛的医疗保健服务，更好地体现了以人为本的精神。尽管如此，欧美等发达国家的全科医疗制度仍存在比较尖锐的问题，主要表现在两个方面：①对于要得到专科医疗的居民来说，从社区到专科医院需要长达1年的等待及不必要的医疗浪费；②医疗开支入不敷出。

（二）我国全科医学发展现状

我国的全科医学起步较晚，引入全科医学概念仅有20余年的历史。1989年全科医学概念正式引入中国，伴随着1993年中华医学会全科医学分会的成立，我国全科医学正式建立。在此期间，国内部分地区开始尝试全科医学的教学及医疗服务。1997年1月国家明确提出“加快发展全科医学、培养全科医师”，随后，各地积极开展全科医学人才培养和全科医疗服务工作，首都医科大学、复旦大学等开展了全科医学的研究生教育。我国全科医学的发展得到了政策的支持，全科医学稳步发展。2011年7月颁布实施的《国务院关于建立全科医生制度的指导意见》明确提出，到2020年，我国初步建立全科医师制度，确立“首诊在基层”的服务模式，使我国全科医学的发展呈现出规范化、专业化的蓬勃态势。

目前在我国，全科医学的发展虽已取得显著进展，但仍处于探索阶段，尚存在诸多问题。我国全科医师人数不足，从事全科医疗工作的人员数量较国外远远不足，目前从事全科医疗工作的医师仅占医师总数的8%，而在美国这一比例为34%，在英国和加拿大可达80%之多；另外，全科医疗从业人员学历层次较低，缺乏大量高素质的全科医师。全科医师首诊制度尚未建立，患者仍倾向于按照传统就医习惯选择综合性医院就诊，合理有序的诊疗程序尚未形成，全科医学教育发展不健全，目前全国近99所高等医学院校中只有20余所开设了全科医学选修课。另外，缺乏高水平的全科医学师资队伍，全科医学教材大多为学校自编教材，权威性差。以上因素导致医学生对全科医学知识掌握不够，不利于全科医师队伍的培养建设；全科医疗服务场所环境简陋、设备落后，全科医师薪酬待遇低，造成社会认同感和职业荣誉感不足，这在一定程度上限制了全科医疗水平的提高。

当前，随着经济的发展和人民生活水平的提高，我国已进入老龄化社会。城乡医疗资源分配不均、医疗卫生资源不足、百姓“看病难、看病贵”等诸多医疗问题突显，借鉴西方发达国家的医学实践可以得知，全科医学是“最经济、最适宜”的医疗服务模式。我国全科医学发展面临着巨大的市场需求，面对发展现状与需求之间的失衡，应结合我国现状，采取有效方法，促进我国全科医学的健康发展。

首先，应规范全科医师培养制度，完善全科医学学科建设，培养高素质的全科医学人才。推行“5+3”模式进行全科医师培养制度，即先接受5年的临床医学本科教育，再接受3年的全科医师规范化培养。现阶段，“5+3”全科医师培养模式应与社区执业医师的全科岗位培训并行发展，以满足全科医疗服务的需求。同时，应重视继续教育在全科医师培养中的作用，不断更新知识，巩固技能，提高全科医师的业务水平。

其次，应健全和发展全科医疗团队。除经过专业培训的全科医师外，还可将社区卫生服务机构中经过资格认证的健康管理师、心理咨询师、公共营养师等纳入团队，为居民提供多元化的健康保健服务，提高团队的业务运作能力和竞争力。

再次，建立和完善制度和法规。逐步推行“全科团队首诊制”，在此基础上，进一步推进“双向转诊制度”，以保障全科医疗服务模式的有效运作。同时，加大对全科医学的投入力度，建立全科医师激励机制。另外，还需要制定适合我国国情的全科医师法律和规定，保护患者隐私，对全科医师制定明确的法律法规限制其权利，保护患者权益。

最后，应加强对全科医学的投入，包括加大全科医学的宣传力度及建立全科医师激励机制，让人民群众更多地了解和接纳全科医疗模式并从中获益，让全科医疗从业人员获得更高的职业认同感，以促进全科医学的良性发展。

第二节　全科医学、全科医疗和全科医师

全科医学（general practice）又称家庭医学（family medicine），诞生于 20 世纪 60 年代。经过 30 多年的发展与完善，全科医学已经逐渐形成了自己独特的医学观和方法论，填补了高度专科化的生物医学的不足，真正实现了医学模式的转变。1969 年，美国家庭医疗委员会成立，并成为美国第 20 个医学专科委员会，标志着家庭医学的诞生。该学科于 20 世纪 80 年代后期引入中国，1993 年成立的中华医学会全科医学分会，标志着我国全科医学学科的诞生。全科医学符合时代发展的需要，有利于提高医务人员的基本素质，改善医德医风，提高医疗服务水平和质量，有利于合理使用卫生资源，降低医疗费用，充分满足社区居民的卫生服务需求，有利于实现人人健康的战略目标，因而引起各国政府和医学界的高度重视。1997 年 1 月 15 日，国务院在《关于卫生改革与发展的决定》中明确指出：要加快发展全科医学，大力培养全科医师。

一、全科医学

（一）全科医学的定义

关于全科医学的定义，国内外迄今尚没有统一的概念，不同的学者对其有着不同的界定。但综合起来，其主要内容包括以下 3 个方面：①通过长期通科医疗实践而积累起来的经验；②从其他学科领域移植过来的知识、方法和技术；③通过全科医学的专科研究而发展起来的新观念、新方法、新知识和新技术。

当前比较适合我国国情的全科医学的定义是：全科医学是一门整合临床医学、预防医学、康复医学及社会行为科学相关内容于一体的综合性临床二级学科，区别范围涵盖了不同性别和不同年龄段的各种健康问题，其宗旨是强调以人为本、以健康为中心、以家庭为单位、以社区为范围的长期负责式照顾。

（二）全科医学的目的

医学从其诞生之日起，就是关于完整的人与健康问题的理论体系。当前，完整的医学目的不仅仅是对抗疾病和死亡，还包括提高生命质量、促进健康和预防早死。如果医学的目的仅仅是治疗和预防疾病，那么，医学只需要具备自然科学的性质就足够了，医学服务可以是纯粹的技术服务。如果医学的目的是提高生命质量、促进健康和预防早死，就要求医务工作者必须能够理解患者、服务患者、满足患者的需要，医学就必须综合生物医学、行为科学和社会科学的知识和技术。所以说，医学既是自然科学，又是社会科学，既是技

术服务，又是艺术服务。因此，发展全科医学的目的就是要把自然科学和社会科学的观念和方法有机结合起来，使技术服务和艺术服务有机结合成为一个整体，使医学成为真正服务于人类的科学。

传统的生物医学用孤立、静止、封闭和机械的方法去研究和解决人体器官和系统问题，这只是医学方法的一个方面，它无法满足理解患者、服务患者的需要。为了弥补生物医学的缺陷，有必要建立一种新的观点、方法和原则，这就是全科医学的整体医学观、系统方法论产生的基点。

由于专科化服务导致的医疗费用的快速增长，给个人、家庭和社会带来了沉重负担，严重影响了社会经济的发展。因此，立足于社区和家庭的，以预防为导向的基层医疗服务引起了世界各国政府和医学界的重视。全科医学及时将社会发展需要和公众卫生服务需求相结合，将基层医疗的成功经验结合到其理论和方法体系中，建立了一套立足于社区和家庭，以预防为主，能够降低卫生服务费用、合理使用卫生资源的服务模式。这是发展全科医学最为直接而现实的目的，也是得到政府大力支持的主要原因。

综合起来，发展全科医学的目的主要包括以下3个方面：①进一步完善医学体系和目的；②促进医学模式的真正转变，建立服务于人的观点、方法和原则；③建立基层医疗服务模式，合理使用卫生资源来解决现实的健康问题。

（三）全科医学的研究对象

（1）社区常见健康问题的诊断、治疗、康复和预防。

（2）完整的人及其健康问题，即以人为本、以健康为中心，来理解患者作为一个完整个体的特征和需要。

（3）家庭的健康问题，即以家庭为单位，理解家庭和个人之间的关系和对健康的影响。

（四）全科医学的特征

从功能上来看，全科医学是一门独立的临床二级学科，包括总论和各论两个部分。总论部分主要介绍全科医学独特的医学观念、方法论、基本原则等。个论部分主要介绍社区服务中常见健康问题的诊断、处理与评价的方法和技术等。

从服务内容上来看，全科医学是一门综合性临床学科，它不仅涉及临床内、外、妇、儿等专科的服务内容，而且涉及社会医学、行为科学、预防医学、医学哲学等学科领域的服务内容。与其他临床专科明显不同的是，其他临床专科都是在一定的领域内不断纵深发展的，是一种深度上的医学专科；而全科医学则是在一定深度上横向发展，是一个范围宽广的临床医学专科，它是一个实用于基层医疗、初级卫生保健、社区卫生服务的医学专科。

综合起来，全科医学主要有以下特征。

1. *整体医学观* 把医学看成一个整体，把患者及其健康看成一个整体，为患者及其家庭和社区提供整体性服务。

2. *现代服务模式* 用系统理论和整体论的方法来理解和解决人群和患者的健康问题，注重患者及其健康问题的背景和关系，采取整体性的生物-心理-社会医学模式来为其服务。

3. *独特的方法与技术* 采取以人为本、以健康为中心、以家庭为单位、以社区为范围，以预防为导向的服务方法，强调团队合作和人际交流等技术。

4. *独特的服务内容* 主动为社区居民提供连续性、综合性、个体化的医疗卫生服务，讲究成本效益和成本效果。

5. *高度重视服务艺术* 全科医学注重人胜于疾病，注重伦理胜于病理，注重满足患者的需要胜于对疾病的诊治。它在强调技术水平的同时，十分注重服务艺术的重要性。

二、全科医疗

全科医疗的定义是将全科医学理论应用于患者、家庭和社区照顾，主要由全科医师提供，是以解决社区常见健康问题为主的一种基层医疗（primary care），是一种集合其他许多学科领域的一体化临床专业，也是现阶段世界各国公认的基层医疗最佳服务模式。全科医疗在北美一些国家和地区被称为家庭医疗（family practice）。美国家庭医师学会（AAFP）1999年对家庭医疗的定义是：家庭医疗是一个对个人和家庭提供持续性和综合性卫生保健的医学专业，是一个整合生物医学、临床医学和行为科学的宽广专业。家庭医疗的范围涵盖了所有年龄、性别、每一种器官系统以及各类疾病实体。

（一）全科医疗的基本特征

要全面完整地理解全科医疗中的“全”字，至少包括以下5个方面的内容：①主动服务于社区全体居民；②整合内、外、妇、儿等各种临床专科的服务；③开展生物-心理-社会服务模式的照顾；④兼顾个人、家庭和社区；⑤防、治、保、康、教、计（预防、治疗、保健、康复、健康教育、计划生育）一体化服务。全科医疗的基本特征主要包括以下几个方面。

1. *基层医疗保健* 全科医疗是一种以门诊为主体的第一线医疗照顾，即公众为解决其健康问题寻求医疗卫生服务时最先接触、最常利用的医疗保健部门的专业服务，也称为首诊服务（first contact）。它能够以相对简便、便宜而有效的手段，解决社区居民的健康问题，并可根据需要安排患者方便而及时地进入其他级别或种类的医疗保健服务。正因为如此，全科医疗得以成为世界上大多数国家医疗保健和医疗保险体系的基础和“守门人”，它使人们在追求改善健康状况的同时，提高了医疗保健资源利用的成本效益。

2. *人格化照顾* 全科医疗重视人胜于重视疾病，它将患者看作是有个性、有感情的人，而不仅是疾病的载体，其照顾目标不仅是要寻找有病变的器官，更重要的是维护服务对象的整体健康。为达到这一目标，在全科医疗服务中，医师必须视服务对象为重要的合作伙伴，从生活质量的角度全面考虑服务对象的生理、心理、社会需求并加以解决，以个性化、人格化的服务调动患者的主动性，使之积极参与健康维护和疾病控制的过程中，从而达到良好的服务效果。

3. *连续性服务* 全科医疗是从生前到死后的全过程服务，其连续性包括以下几个方面。①人生的各个阶段：从婚育咨询开始，经过孕期、产期、新生儿期、婴幼儿期、少儿期、青春期、中年期、老年期直至濒死期，都可覆盖在全科医疗服务之下。当患者去世后，全科医师还要顾及其家属居丧期的保健乃至某些遗传危险因素的连续性关照问题。②健康—

疾病—康复的各个阶段：全科医疗对其服务对象负有一、二、三级预防的不间断责任，从健康促进、危险因素的监控，到疾病早、中、晚各期的长期管理。③任何时间地点，无论何时何地，包括服务对象出差或旅游期间，甚至住院、会诊期间，全科医师对其都负有连续性责任，要根据患者的需要事先或随时提供服务。

4. *协调性服务* 为实现对服务对象全方位、全过程服务，全科医师应成为协调人，成为动员各级各类资源以服务于患者及其家庭的枢纽，因此必须掌握各级各类专科医疗的信息和转、会诊专家的名单，需要时还可为患者提供全过程“无缝式”转、会诊服务；了解社区的健康资源，如社区管理人员、健康促进协会、志愿者队伍、托幼托老机构、营养食堂、护工团队伍，必要时可为患者联系有效的社区支持；熟悉患者及其家庭情况，对家庭资源的把握与利用更是家庭医师不可缺少的基本功。上述各种健康资源的协调和利用使全科医师可以胜任其服务对象的“健康代理人”角色。

5. *可及性服务* 全科医疗是可及的、方便的基层医疗照顾，应体现出地理上的接近、使用上的方便、关系上的亲切、结果上的有效以及价格上的便宜等一系列特点使服务对象易于利用。任何地区在建立全科医疗试点时，应在地点上、服务内容上、服务时间上、服务质量上、人员结构素质上以及服务价格与收费方式上考虑当地民众的可及性，使绝大部分民众，特别是基层老百姓感受到这种服务是属于其自身的、值得充分利用的服务。事实上，由于医患双方的亲近与熟悉，全科医师在诊疗中可以大大减少不必要的问询与辅助检查，从而获得比一般专科医疗更好的成本效益。

6. *以家庭为单位的服务* 家庭既是全科医师的服务对象，又是其诊疗工作的重要场所和可利用的有效资源。全科医学吸收社会学家关于家庭的理论和方法，开发了一整套家庭医疗的知识和技能，显示出其对于家庭与健康相互影响的格外重视。概括来说，“以家庭为单位的照顾”主要涉及两方面的内容：①家庭的结构与功能会直接或间接影响家庭成员的健康，也受到家庭成员健康或疾病状况的影响；②家庭生活周期的不同阶段存在不同的重要事件和压力，若处理不当产生危机，则可能对家庭成员造成健康损害。因此，家庭医师要善于了解并评价家庭结构、功能与周期，发现其中可能对家庭成员健康造成的危害并通过适当的干预使之及时化解，还要善于动员家庭资源协助对疾病的诊断和长期管理。发展适合我国国情的家庭评估和干预工具，是今后若干年的重要课题。

7. *以社区为基础的服务* 全科医疗是立足于社区的卫生服务，其主要实施地点不是在医院病房，而是在社区卫生服务场所，包括社区卫生服务中心、社区卫生服务站（诊所）、护理院、托老所、养老院、善终病院、患者家庭或单位等。服务社区是全科医疗的基本宗旨。全科医疗以社区为基础的特征可以概括为：将流行病学的理论和方法与临床技术相结合，开发出为社区全体居民健康负责的项目，研究确定社区健康问题的主要特征，社区参与、保证医疗保健的可行性，同时关心社区人群中的就诊者和未就诊者。主要体现在以下几个方面。

（1）把握社区民众健康问题及其背景：全科医师的服务对象是一个相对固定的人群，掌握这个人群的疾病谱和主要健康问题，熟悉其发生的特定经济文化社会背景，是全科医师加强服务针对性和适宜性的前提。

(2) 将个体与群体健康照顾融为一体：全科医师在为就诊患者服务时，应将其健康问题置于家庭和社区人群的大背景中，发现其共性的社会因素，从而为个体问题提供更加有效的干预；并由此发现需要干预的群体问题，动用相应的资源协助其解决。

(3) 充分合理地利用社区资源：全科医师应积极参与健康社区建设和社区健康促进网络的发展，调动社区一切积极因素参与和实现社区卫生服务目标，从而为提供综合性、连续性、协调性照顾找到可利用的社区资源。

8. *以预防为导向的服务* 全科医疗着眼于服务对象整体健康的维护与促进，即在健康时、由健康向疾病转化过程中以及疾病发生早期（无症状时）就主动关注，因此其服务对象除了患者外，还包括高危人群与健康人群（从社会学角度均可称为患者），这也是它有别于一般临床医疗的最突出的特点之一。全科医疗注重并实施从生到死的“生命周期保健”，即根据其服务对象不同的生命周期处可能存在的危险因素和健康问题，提供一、二、三级预防。

三级预防属于综合性预防保健，涉及预防、医疗、康复、心理、行为、社会等多个领域，需要多学科协同分担完成。在三级预防的多项任务中，全科医师主要承担患者教育和咨询（日常临床诊疗活动中对患者及其家庭提供随时随地的个体化预防服务）、个案发现、筛查和周期性健康检查，乃至后期患者的生命质量评价和改善等临床预防工作。由于全科医师接受过以临床医学为中心的一体化服务训练，因此能够作为学术核心，胜任对服务对象进行长期跟踪式三级预防保健工作。

9. *团队合作的工作方式* 全科医疗服务具有综合性、持续性和协调性等特征，因此全科医疗服务工作的顺利开展仅靠全科医师孤军奋战是不可能实现的。在世界各国的全科医疗服务中都存在着团队工作模式，即以全科医师为核心，大批辅助人员配合，一起为服务对象提供立体式网络化健康照顾。在基层医疗与各级各类医疗保健网络之间，存在着双向转诊和继续医学教育的合作关系；在基层医疗本身，则存在着以全科医师为核心的社区卫生服务工作网络，社区护士、公卫护士、康复医师、营养医师、心理医师、口腔医师、其他专科医师、中医师、理疗师、接诊员、社会工作者、护工人员等与全科医师配合，围绕全面改善服务对象的健康状况和生命质量的目标而共同工作。

（二）全科医疗的服务对象

全科医疗之所以能够成为一个独立的临床医学专科，是因为：①它有自己独特的服务对象和服务范围，服务内容往往容易被其他专科所忽视，或者其他专科无法为这些服务对象提供满意的服务；②它有自己独特的价值观和方法论，并且以系统的理论和方法为基础，即使解决同样的问题，也有其他专科所不可触及的独到之处；③它在综合性医院中的作用是其他任何专科不能取代的。

全科医疗专科的服务对象主要有：①无法确定问题所属专科的患者；②问题涉及多个器官和系统的患者；③问题无法用“疾病”来定义的患者；④被明确定义为个性问题或心理障碍的患者；⑤需要连续性、综合性服务的慢性病患者；⑥活动有困难的老年患者和临终患者；⑦有其他特殊需要的患者。

（三）全科医疗与专科医疗的区别

1. *服务宗旨与责任上的区别* 专科医疗和全科医疗分别负责健康与疾病发展的不同

阶段。专科医疗负责疾病形成以后一段时期的诊治，其宗旨是根据对生命与疾病本质的深入研究来认识和对抗疾病。当遇到现代医学无法解释或解决的问题时，专科医疗就不得不宣布放弃其对患者的责任（即在某患者“无诊断可能性”或“无治疗价值”时让其出院或中止治疗）。在这种意义上，专科医师类似于“医学科学家”，其工作遵循“科学”的模式，其责任局限于医学科学认识与实践的范围，其最高价值是科学性，即充分体现了医学的科学性方面。由于专科医疗强调根除或治愈疾病，可将其称为治愈医学（cure medicine）。

全科医疗负责健康时期、疾病早期乃至经专科诊疗后无法治愈的各种病患的长期照顾，其关注的中心是人而不是病，无论其服务对象有无疾病（disease，生物医学上定位的病种）或病患（illness，有症状或不适），全科医疗都要为其提供令人满意的照顾，即它对自己的“当事人”具有不可推卸的责任。因此，全科医师类似于“医学服务者”和“管理者”，其工作遵循“照顾”的模式；其责任既涉及医学科学，又延及与这种服务相关的各个专业领域（包括医学以外的行为科学、社会学、人类学、伦理学、文学、艺术等），其最高价值既有科学性，又顾及服务对象的满意度，充分体现医学的艺术性。此外，随着社会的进步和民众健康需求的增加，基层医疗的公平性、经济性与可及性日益显现，关于经济学的考虑也成为全科医疗中重要的价值之一。这更体现了医学的公益性。由于这种医疗服务对照顾的注重，可将其称为照顾医学（care medicine）。专科医疗与全科医疗在哲学中的区别见表1-1。

表1-1 专科医疗与全科医疗在哲学上的区别

类别	模式	价值	证据	方法
专科医疗	“科学”模式	科学性	科研结果	还原分析
全科医疗	“真正”模式	科学性＋艺术性＋公益性	科研结果＋顾客体验	整体综合（还原基础上）

2. *服务内容与方式上的区别* 专科医疗处于卫生服务系统的上层，所处理的多为少数患者生物医学上的重病或疑难问题，往往需要动用昂贵的医疗资源。其方式为各个不同专科的高新技术。而专科医师是运用越来越复杂而精密的仪器装置救治患者的技术权威，而患者是“听凭医生处置”的高技术手段的被动受体。

全科医疗是卫生服务系统的基础部分，处理的多为常见的健康问题，其利用最多的是社区和家庭的卫生资源，以低廉的成本维护大多数民众的健康，并干预各种无法被专科医疗治愈的慢性病及其导致的功能性问题。这些问题往往涉及服务对象的生活方式、社会角色与健康信念，全科医师手中没有包医百病的“万灵药”，其服务方式是通过团队合作进行“一体化”的全方位管理（这种管理的依据既包括现代医学各学科的新成果，又有多年积累的实践经验，还包括各种行之有效的慢病治疗手段；近年来通过流行病学研究，有逐渐将这些经验或手段规范化的趋势）。在全科医疗服务团队中，患者（个体或群体）应是医护人员得力的合作伙伴，是社区/家庭健康管理目标制订与实施的积极主体之一。全科医疗与专科医疗的区别见表1-2。

表 1-2 全科医疗与专科医疗的区别

类别	服务人口	照顾范围	疾患类型	技术	方法	责任	内容	态度 / 宗旨
全科医疗	较少而稳定（1 : 2500）左右	宽（生物 - 心理 - 社会功能）	常见问题	基本技术，不昂贵	综合	技术性，生前—死后	防、治、保、康、教、计一体化	以健康为中心，全面管理；以人为中心，患者主动参与
专科医疗	大而流动性强（1 : 5万～1 : 50万）	窄（某系统 / 器官 / 细胞）	疑难重症	高新技术，昂贵	分科	间断性	以医疗为主	以疾病为中心，救死扶伤；以医师为中心，患者被动服从

三、全科医师

（一）全科医师的定义

全科医师又称家庭医师，是接受过全科医学专门训练的新型医师，是执行全科医疗的卫生服务提供者，为个人、家庭和社区提供优质、方便、经济有效的一体化医疗保健服务，是进行生命、健康与疾病全方位负责式管理的医师。美国家庭医师学会（AAFP）对家庭医师的定义为："家庭医师是经过家庭医疗这种范围宽广的医学专业教育训练的医师。家庭医师具有独特的态度、技能和知识，使其有资格向家庭的每个成员提供连续性和综合性医疗照顾、健康维持和预防服务，无论其性别、年龄或健康问题，类型是生物医学的、行为的或社会的。这些专科医师由于其背景和家庭的相互作用，最有资格服务于每一个患者，并且作为所有健康相关事务的组织者，包括适当地利用顾问医师、卫生服务及社区资源。"

（二）全科医师的性质

1. *全科医师是现代临床医师* 要成为一名合格的全科医师，首先要做一名成功的医师。对于医师来说，诊疗能力是其"脊梁骨"，不能诊断和治疗疾病，全科医师在社区就难以立足。而要做好一名现代的临床医师，就必须吸收生物医学、行为科学和社会科学的最新研究成果，不断更新医学知识和观念，这样才能跟上时代发展的步伐。

2. *全科医师是高素质的医师* 高技术水平的医师不一定是高素质的医师，而高素质医师必须是技术水平较高的医师。当前普遍存在的现象是生物医学专科化服务的技术水平越来越高，居民的服务满意度却在不断下降。一名高素质的医师应该具备以下几个条件：①具有高尚的职业道德，了解医师这一职业的深刻含义；②具有同情心、责任心和耐心，善于与患者进行感情交流，善于满足患者的需求；③掌握现代医学技术和知识，具有相对较高的技术水平；④视野开阔，了解保健系统的发展规律，了解社区需求的变化，具有历史使命感和高涨的工作热情；⑤立志献身于医学事业，并且掌握自我发展和事业发展的技能，有明确的努力方向。

3. *全科医师是新型的医师模式* 全科医师不仅是为了满足当代社会的需要，也是为了满足未来社会的需要。全科医师真正实现了医学模式的转变，他们采用新型、综合、辐射型思维方式和服务模式，超越了生物医学传统的、封闭式的、集中型思维方式和服务模式的限制。全科医师不仅服务于前来就诊的患者，也服务于未来就诊的人，服务于患者和健康人，服务于家庭和社区；不仅负责疾病的诊治，也负责疾病的预防、保健和康复；不仅治疗疾病，也治疗患病的人；不仅关心躯体疾病，也关心精神、社会和道德等方面的问题；不仅关心现存的问题，更关心未来的问题，注意防患于未然。

4. 全科医师是独特的专科医师　全科医师也是一名专科医师，因为他有自己独特的服务对象和服务范围，采用独特的医学观和方法论，在医疗保健系统中发挥其他专科医师无法取代的作用。全科医师是提供基层医疗服务或初级卫生保健的医师，他们以社区全体居民为服务对象，以着重解决社区常见健康问题、满足社区居民卫生需要，促进社区健康发展。专科医师解决疑难问题、是专科问题和局部问题的专家，而全科医师解决社区常见健康问题、涉及多学科的问题和综合性问题的专家。全科医师不仅仅是在医院为患者提供医疗服务的医师，享有与其他专科医师相同的学术地位和社会地位，同时他们主要工作在社区、家庭和诊所。全科医师是广度上的专科医师，而专科医师则是深度上的专科医师。

（三）全科医师的任务

1. 对患者与家庭医师负责　常见健康问题的诊治和全方位、全过程的管理包括：疾病的早期发现、干预、康复与终末期服务，以及急、危、重患者的院前急救与会、转诊；负责健康的全面维护，促进健康生活方式的形成；定期进行适宜的健康检查，早期发现并干预危险因素；作为患者与家庭的医疗代言人对外交往，维护其当事人的利益；提供健康与疾病的咨询服务，聆听、体会患者的感受，通过有技巧的沟通与患者建立信任，对各种相关问题提供详细的解释和资料，指导服务对象进行有效的自我保健；教育者利用各种机会和形式，对服务对象（包括健康人、高危险人群和患者）随时进行深入细致的健康教育，保证教育的全面性、科学性和针对性，并进行教育效果评估；在患者需要时，负责为其提供协调性服务，包括动用家庭、社区、社会资源和各级各类医疗保健资源；与有关医院形成有效的双向转诊关系。

2. 对医疗保健与保险体系任务

（1）守门人：作为首诊医师和医疗保健体系的“门户”，为患者提供所需的基本医疗保健，将大多数患者的健康问题解决在社区，对少数需要专科医疗者，联系与疾病相关的会诊与转诊；作为医疗保险体系的“门户”，向保险系统登记注册，取得“守门人”的资格，并严格依据有关规章制度和公正原则、成本 - 效益原则从事医疗保健活动，与保险系统共同做好管理化医疗照顾。

（2）团队管理与教育者：作为社区卫生团队的核心人物，在日常医疗保健工作中管理人、财、物，协调好医疗、医护、医患关系，以及与社区社会等各方面的关系；组织团队成员的业务发展、审计和继续教育活动，保证服务质量和学术水平。

3. 对社会任务

（1）社区、家庭成员：参与社区和家庭中的各项活动，与社区和家庭之间建立亲密无间的人际关系，推动健康的社区环境与家庭环境的建立和维护。

(2) 社区健康组织者与监测者：动员组织社区各方面积极因素，协助建立与管理社区健康网络，利用各种场合做好健康促进、疾病预防和全面健康管理工作；建立与管理社区健康信息网络，运用各种形式的健康档案资料做好疾病的监测和统计工作。

综合起来，一名合格的全科医师应能胜任以下工作：社区常见病、多发病的医疗及适宜的会诊和转诊；急、危、重患者的院前急救、转诊与出院后管理；社区健康人群与高危人群的健康管理，包括疾病预防筛查与咨询；社区慢性病患者的系统管理；根据需要提供家庭病床及其他家庭服务；社区重点人群保健（包括老年人、妇女、儿童、残疾人等）；人群与个人健康教育；基本的精神卫生服务（包括初步的心理咨询与治疗）；医疗与伤残的社区康复；计划生育技术指导；社区卫生服务信息系统的建立与管理；通过团队合作执行家庭护理、卫生防疫、社区初级卫生保健任务等。

（四）全科医师与其他专科医师的区别

其他专科医师是指经过住院医师训练，在综合性医院各临床专科工作的医师，他们是深度上的专科医师，而全科医师则是广度上的专科医师。二者的区别见表 1-3。

表 1-3　全科医师与其他专科医师的区别

区别点	全科医师	其他专科医师
接受训练的形式	接受立足于社区的全科医学专门训练	接受立足于医院病房的教学训练
医学模式	以生物 - 心理 - 社会医学模式为基础	以生物 - 医学模式为基础
服务模式	采用以患者为中心的合作型服务模式	采用以疾病为中心的权威型诊疗模式
注重点	注重于人、伦理生命的质量和患者的需要；注重预防、保健、治疗、康复、健康教育等一体化服务，对医疗的全过程负责	注重于疾病、病理、诊断和诊疗；注重疾病的治疗，只对医疗的某些方面负责
服务范围	不仅为就诊的患者服务，也为未就诊的患者和健康人服务；个人、家庭、社区兼顾	只为就诊的患者服务；只为个人服务
服务方式	主动为社区全体居民服务	为医院就诊的患者服务
服务的连续性	提供连续的、整体化服务	提供片段的、专科化服务
医患关系	医患关系亲密、连续	医患关系疏远、间断
工作侧重点	以处理早期未分化的疾病为主；善于处理心理、社会方面的问题	以处理高度分化的疾病为主
检查方法及目标	以物理检查为主，以满足患者的需要为目标，以维护患者的最佳利用为准则	依赖高级的仪器设备，以诊断和治疗疾病为目标

第三节 全科医学与相关学科的关系

一、临床医学

临床医学是研究疾病的病因、诊断、治疗和预后，提高临床治疗水平，促进人体健康的科学。临床有“亲临病床”之意，根据患者的临床表现，从整体出发，研究疾病的病因、发病机制和病理过程，进而确定诊断，通过预防和治疗在最大程度上减弱疾病、减轻患者痛苦、恢复患者健康、保护劳动力。临床医学是直接面对疾病、患者，对患者直接实施治疗的科学。

医学是旨在保护和加强人类健康、预防和治疗疾病的科学体系和实践活动。临床医学主要指医学中侧重实践活动的部分。临床医学是直接面对疾病和患者，对患者直接实施治疗的科学。

临床医学需要在基础医学所取得的知识基础上诊治患者，二者的关系与基础科学和应用科学的关系有类似之处。然而还应看到，基础医学与临床医学的关系又有相当重要的不同之处。基础医学和临床医学都有认识人体（主要是健康人，也包括患者）生命活动、发现其中规律的使命，而临床医学是发现疾病的唯一途径，为医学发展提供了丰富的研究材料。

二、中医预防学

中医预防学是中医学的重要组成部分，是系统研究中医预防疾病的基本理论、一般原理、方法和临床疾病具体预防措施的一门学科。中医预防学从运用中草药及针灸、按摩等手段预防（感冒、流脑、痢疾、霍乱等）传染病，发展到运用中医药理论预防高血压、脑卒中、冠心病、慢性支气管炎、哮喘等常见病，得到了很大发展。有人预言21世纪中医学将成为全科医学的核心，更确切地说应该是中医预防学运用于全科医学。建立具有中国特色的全科医疗模式，将为全科医学的发展提供有益的工具和启示。

（一）生物-心理-社会医学模式的基本思想

二者有着相似的基本思想 全科医学用神经学、免疫学和内分泌学的成果来解释身心现象，应用系统论来解释人的生物机体和家庭、社区、社会与自然环境不同层次系统之间的相互作用及功能变化，进而解释病患的生物、心理、社会因素之间的相互关系，它运用流行病学方法来判断和积累临床知识，使其具有科学的整体论思想。产生于几千年前的中医预防学强调的是一种更为朴素的整体观念。它首先认为人体是一个有机整体，是以五脏为中心，配以各腑，通过经络系统“内属于脏腑，外络于肢节”，在生理上相互协同、相互制约，维持生理平衡。在病理上更重视局部与整体的关系，而又不忽视病变之间的相互影响。在预防中注重“天人相应”，主要反映在自然界四时气候的变化对人体生理的影响和人体对自然界四时气候影响所做出的适应性变化。也注重“形神统一”，即认为良好的精神状态可使人体阴阳和调、气血流畅、健康无病。而不良的精神情志活动可削弱人的抗病能力，直接或间接地引发疾病。所以中医预防学认为疾病的发生与内、外环境都有着密

切的关系。外环境，主要是指生活、工作环境，包括气候变化、地理特点、环境卫生等；内环境，主要指人体本身的正气，正气的强弱则与体质和精神状态有关。从二者都有的整体论可以看出，全科医学与中医预防学有着相似的基本思想。

中医预防学适宜在全科医疗中服务。全科医疗作为一门新的医学专科，它以医疗保健服务的连续性、完整性、经济方便等特点成为理想的初级保健模式。在全科医学服务中，中医预防学将发挥更大的作用。中医把人体的功能活动及其抗御和清除各种有害因素的作用总称为“正气”，简称“正”。与正气相对的称为“邪气”，简称“邪”。邪是指足以破坏人体内部及人体与外界环境相对平衡状态的各种有害因素，即致病因素。中医认为“正气存内，邪不可干”，说明人体疾病发生的根本原因就在于机体正气的盛衰，所以应该未病先防。首先强调以提高正气抗病能力为主的摄生观点，主张通过顺时调养、饮食调养、精神调养、药物调养、针灸调养和运动调养等摄生措施。保养和维护正气，强壮体质，以预防疾病的发生，当疾病发生时要既病防变，当疾病痊愈后还要病后防复。在全科医疗中这样的三级预防保健是其主要服务内容，在中医预防学中则有相对完善的方法。

（1）未病先防：以灸法摄生防病为例，中医预防学提出不同年龄的保健灸法。①小儿的保健灸法：针对小儿防卫功能较差、脾胃运化功能不健全，因而易患呼吸系统和消化系统疾病的特点，应常灸风门、身柱、肺俞、大椎及天枢、脾俞、中脘等穴以进行预防保健。②青壮年的保健灸法：针对青壮年生殖系统发育渐趋成熟的特点，应常灸肾俞、关元、三阴交、血海等以促进生殖功能的旺盛，预防生殖系统疾病的发生。③中老年人的保健灸法。④妇女的保健灸法：针对妇女一生中有经、孕、产、育及更年期的特点，三阴交是妇女的保健主穴，可以预防妇科系统疾病并根据个人情况加以配穴应用。灸法提高免疫功能、抑制肿瘤、预防中风等均有大量的临床及试验报道。以上所述的保健方法均适宜在社区中开展。以药物及人工免疫为预防手段亦早在中医预防学中使用，许多方法沿用至今，效果很好。如通过药物自然挥发或燃烧所产生的气体来净化空气，以及通过药物分子和纯净空气达到健身防病的空气消毒法。灸法保健对中老年人来说更为重要，这是由于女子到 40 岁、男子到 50 岁，脏腑功能逐渐衰弱，趋向衰退，随之而来的疾病也逐渐增加。采取积极的保健灸法，对增强体质、预防疾病、益寿延年大有好处。其具体应用如下：①灸足三里、曲池，健胃强身，提高抗病能力、预防高血压；②灸气海，益气固精、补助肾阳，强壮全身；③灸三阴交、肾俞、关元，防止泌尿生殖系统疾病，预防糖尿病，并通过补元阳、填骨髓、益精气的作用使牙齿坚、头发乌；④灸肺俞、风门、大椎，益气固表，预防感冒。

（2）既病防变：如果疾病已发生，应争取早期诊断、早期治疗，防止疾病的发展与转变。

（3）早期诊治：及早发现、及时治疗是中医预防学的重要原则。有经验的医师善于早期发现，早期治疗。如中风，古代医家积累了许多宝贵的经验，总结出中风潜证或先兆症状，并提出在中风潜证期或先兆症状出现时要及时采取预防性措施。《证治汇补》说：“平人手指麻木，不时眩晕，乃中风先兆，须预防之，宜慎起居，节饮食，远房帏，调情志。”《针灸大成》更具体地说：“但未中风时，一二月前或三四月前，不时足胫上发酸重麻，良久方解，此将出风之候也。便宜急灸三里、绝骨处各三壮。”

中医学认为外感病邪由表及里进行传变，由情志刺激、饮食劳逸等引起的内伤杂病亦有相对固定的发展传变规律。这些理论至今均有所发展。如在癌症预防与治疗中，根据中医学“见肝之病，知肝传脾，当先实脾”的既病防变思想，在常规治疗原发肿瘤的同时，辨证选用中药来改变这些靶器官和组织的微环境，改善局部结构异常，增强局部免疫功能，使之不利于转移来的瘤细胞附着、占据和生长，或许能在一定程度上防止转移的发生。例如，根据“肾主骨”理论，应用补肾壮骨的中药预防前列腺癌、乳腺癌等的骨转移；应用“疏肝活血、健脾理气”方药预防胃肠道癌、肺癌、淋巴瘤等的肝转移等，均为切实可行的治疗途径，有必要深入研究。再者，肿瘤转移虽有一定的规律性，但转移灶的出现多数情况下是不可预知的，这与中医学中“风性善行而数变”的特性极其相似，从“风邪”立论，风夹痰瘀，在体内无处不到，或阻于肺（继发肺肿瘤），或郁于肝（继发肝肿瘤），或动于肾（继发肾肿瘤），或流窜经络（继发骨肿瘤）等，痰瘀着而不行，则变证丛生。

（4）病后防复：“防复”就是防止疾病的再次发作。疾病复发的类型很多，既可表现为病稍愈而后即复发，也可表现为病症消除后数日、数月乃至数年后再次发作。疾病复发不是原有病理过程的再现，而是在原有病理损伤基础上的再次损害，复发次数越多，病情就越严重，预后也就越差。因此，一旦发病，要谨防疾病的再次发作。《素问•热论》说：“病热当何禁之？岐伯曰：病热少愈，食肉则复，多食则遗，此其禁也。”这说明在《黄帝内经》中已开始对疾病的复发和预防问题进行研究。近年来，随着疾病谱的改变，以及社会经济发展，生活节奏加快，社会、工作、家庭压力加大，环境污染日益严重，疾病的复发率也越来越高，如心绞痛、高血压、风湿病、脑卒中等都是复发率较高的疾病。因此，对预防疾病复发问题的研究，包括复发的危险因素、诱因及预防复发的具体措施等方面的研究，也越来越引起人们的关注。

预防医学是以人群为研究对象，应用宏观与微观的技术手段，研究健康影响因素及其作用规律，阐明外界环境因素与人群健康的相互关系，制订公共卫生策略与措施，以预防疾病、增进健康、延长寿命、提高生命质量为目标的一门医学科学。

预防医学是从医学科学体系中分化出来的，它是研究预防和消灭病害，讲究卫生，增强体质，改善和创造有利于健康的生产环境和生活条件的科学。预防医学与临床医学的不同之处在于它以人群为对象，而不仅限于个体。医学发展的趋势之一，是从个体医学发展到群体医学，今天许多医学问题的彻底解决，不可能离开群体和群体医学方法。

预防医学是以“环境—人群—健康”为模式，以人群为研究对象，以预防为主要思想指导，运用现代医学知识和方法研究环境对健康影响的规律，制订预防人类疾病发生的措施，实现以促进健康、预防伤残和疾病为目的的科学。预防医学的特点包括：工作对象为个体和群体，工作重点是健康和无症状患者，对策与措施上更具积极预防作用、更具人群健康效益，研究方法上更注重微观和宏观相结合，研究重点是环境与人群健康之间的关系。

预防医学运用现代医学及其他科学技术手段研究人体健康与环境因素之间的关系，制订疾病防治策略与措施，以达到控制疾病、保障人民健康、延长人类寿命的目的。随着医学模式的发展，该专业日益显示出其在医学科学中的重要性。

（二）研究内容

1. *流行病学* 流行病学是预防医学的带头学科，又是预防医学的思维方法和研究方法。流行病学是研究人群健康和疾病分布的决定因素，是制订和评价防治对策的科学，它围绕着时间、地点（空间）和人群的各种特性来研究，不但研究传染病和慢性病，也研究健康现象（如智慧、心理、发育）；不但研究自然因素，还研究管理因素和社会因素等。流行病学可带动基础医学的研究，如在冠心病流行学研究中发现，缺乏体力活动可增加低密度脂蛋白（LDL），加快胆固醇的积蓄。增加体育锻炼可增加高密度脂蛋白（HDL）和低密度脂蛋白的比例，可对抗胆固醇的积蓄，防止高血压和心脏病的发生。而这一事实的发生机制是基础医学研究的课题。流行病学又可带动临床医学的研究（称临床流行学），带动其他卫生学科的研究。如有人根据流行学研究结果，得出人群中某些致病因素的基础水平，为制订卫生标准提供依据。从宏观与微观方面看，流行学分为健康流行学、管理流行学、血清流行学、遗传流行学，肿瘤流行学、移民流行学等。从研究程序方面又分为描述性流行学，阐明时间、空间和人群的分布。

2. *卫生学* 卫生学是研究人类生活和劳动所处内、外环境对健康的影响，是改善卫生条件、增进健康的学科。如按研究因素区分，研究环境（物理、化学、生物和社会）对健康影响的情况，有环境卫生学；研究劳动条件对健康影响的情况，有劳动卫生学；研究饮食和营养因素对健康影响的情况，有营养（食品）卫生学；研究放射污染对健康影响的情况，有放射卫生学；研究心理因素对健康影响的情况，有心理卫生学等。如按研究对象划分，既有围生期、儿童期、青年期、老年期和妇女的特殊卫生问题，又有围生期卫生学、儿童少年卫生学等。研究学校、军队活动的卫生问题，有学校卫生学、军队卫生学等；还有卫生教育学、卫生统计学、卫生检验等。

与预防医学有关的边缘学科有医学昆虫学、卫生化学、卫生工程学、医学地理学、放射免疫学等。

（三）发展状况

1. *国外发展历程* 预防医学是随着现代医学、统计学和微生物学的先后创立而逐步发展完善的。预防医学创立于19世纪自然科学三大发现之后的欧洲，那时并没有专门的预防医学教育和专门从事预防医学的人才，而是由一般医护人员担任。直到20世纪，由于非常缺乏解决人群卫生问题的专业人员，因此欧美发达国家都纷纷在医学院校开设了预防与社会医学系、公共卫生系等，主要进行学生时期和毕业后的教育。公共卫生医师的作用更加受到重视，欧美各国都开设了专门的公共卫生学院。

欧美各国都非常重视公共卫生事业的健全与完善，有完整的卫生防疫和社会医疗体系。因此，发达国家的公共卫生专业教育很发达。据1994年世界卫生组织（WHO）统计，欧美54个国家，公共卫生学校已有284所，其毕业生将主要从事环境监控、卫生宣教、卫生立法等工作。国际教育现状以美国为例：美国目前有近30年独立的公共卫生学院，其生源为已完成本科教育的医学和非医学专业学生。美国公共卫生教育的总方针是“立足群体，紧密结合群体治疗和预防”，基础学科开设统计学、社会学、经济学、政治学、营养学、卫生工程学、管理学、病因学等。专业课都与群体和社区有关，包括流行病学、卫生教育、疾病控制规划、公共卫生计划、环境卫生学、卫生管理学、应用营养学、职业卫生学、卫生信息系统等。主要课堂不是在教室，而是在社区。美国这一教育模式已经越来越得到世界各国的认同。

2. *发展历程* 1950年，卫生部提出了以“预防为主”的卫生工作方针，并在部分高等医学院校开办了公共卫生专业。1954年8月，卫生部召开了第十届全国高等医学教育会议，确定预防医学专业学制为5年，从1955年起执行。1955年初，卫生部决定将现有9处公共卫生专业调整合并为6处。1955年秋，按全国六大行政区划分，设立北京医学院卫生系、哈尔滨医科大学卫生系、山西医学院卫生系、上海第一医学院卫生系、武汉医学院卫生系、四川医学院卫生系。当年，全国公共卫生专业学生1702人。

改革开放以后，预防医学教育事业得到了蓬勃发展，原6处卫生系的教学质量不断提高。1981年，四川医学院（现四川大学华西医学中心）设置了卫生检验专业，武汉医学院（现华中科技大学同济医学院）增设了环境医学专业。

1985年4月，哈尔滨医科大学在原卫生系基础上，首先建立了公共卫生学院，设有卫生、卫生检验、卫生管理、营养与食品卫生4个专业，共15个教研室。继之，北京医科大学（现北京大学医学部）、上海医科大学、华西医科大学（2000年并入四川大学）、同济医科大学（2000年已合并新成立华中科技大学）都先后建立了公共卫生学院，到1995年，全国共有公共卫生院系共41处，招生总数达5753人。1981年始，哈尔滨医科大学等原6处医学院的卫生系开始招收硕士以上研究生。至1995年，已有10所医科大学开设了研究生专业，北京医科大学、上海医科大学、中国协和医学院（现北京协和医学院）相继成立了研究生院，西安医科大学（现西安交通大学）还与美国阿拉巴马大学合办了社会医学与卫生事业管理专业，招生20名，学制3年。据有关部门统计，到1998年，中国公共卫生专业已培养硕士研究生648人，博士研究生32人。

（四）发展前景

随着西方各国社会医疗体系的进一步完善，社会医疗将成为医疗体系的主导，而日益严重的环境卫生问题和由此引发的职业病也将成为威胁人类健康的头号杀手。因此美国公共卫生教育所倡导的“立足群体、立足社会”的原则以及将公共卫生教育从医学领域向社会领域过渡的方针被日益接受，而且将随着西方国家“追求健康，回归自然”的思想大潮而大行其道。可以做出这样的展望：公共卫生专业教育的独立性将越来越突出，将不再仅属医学范畴，而是医学、社会学、环境学等多学科教育的融合。

我国人民的经济收入和文化素养正在不断提高，对疾病的认识也由被动接受治疗转向主动预防、追求健康。我国政府已明确提出响应世界卫生组织提出的“2000年人人享有卫生保健”的目标，并已明确做出承诺。因此，国家对预防医学教育的重视程度将进一步提高，投入力度将进一步增加，招生规模将进一步扩大，同时课程设置将更趋于社会学、环境学等非医学类的比例，以此来满足不断增长的社会对公共卫生专业人才的需求。由于该专业在我国的发展一直比较好，所以其供求基本上可以达到平衡，但其仍是21世纪世界范围内的热门专业。

三、康复医学

康复医学是一门新兴的学科，是20世纪中期出现的一个新概念。康复医学和预防医学、保健医学、临床医学并称为“四大医学”，它是以消除和减轻人体功能障碍，弥补和重建人体功能缺失，设法改善和提高人体各方面功能的一门医学学科，即功能障碍的预防、诊断、评估、治疗、训练和处理的医学学科。运动疗法、作业疗法、言语疗法等是现代康复医学的重要内容和手段。

康复医学是一门有关促进残疾人及患者康复的医学学科，更具体地说，康复医学是为了康复的目的而应用有关功能障碍的预防、诊断和评估、治疗、训练和处理的一门医学学科。康复医学又称第三医学（临床医学为第一医学，预防医学为第二医学）。在现代医学体系中，已把预防、医疗、康复相互联系，组成一个统一体。现代康复医学在近半个世纪以来蓬勃发展，它的发展是人类医学事业发展的必然趋势，也是现代科学技术进步的结果。

康复医学是医学的一个新分支，主要利用物理因子和方法（包括电、光、热、声、机械设备和主动活动）来诊断、治疗和预防残疾和疾病（包括疼痛），使病、伤、残者在体格上、精神上、社会上和职业上得到康复，消除或减轻功能障碍，帮助他们发挥残留功能，恢复其生活能力、工作能力，重新回归社会。康复医学是由理疗学、物理医学逐渐发展形成的一门新学科。传统上，在疾病诊断、物理疗法、职业疗法、言语疗法及相关治疗中，物理因子及物理疗法一直是主要治疗手段。康复医学主要面向慢性病患者及伤残者，不仅强调功能上的康复，还强调心理上的康复，使患者不但在身体上，而且在心理上和精神上得到康复。它不仅着眼于保存伤残者的生命，还要尽量恢复其功能，提高生活素质，重返社会，过有意义的生活。

康复用于现代医学领域，主要是指身心功能、职业能力、社会生活能力的恢复。其后，世界卫生组织（WHO）医疗康复专家委员会（1969年）对康复的定义做了如下说明：“康复是指综合、协调地应用医学的、社会的、教育的和职业的措施，对患者进行训练和再训练，使其能力达到尽可能高的水平。”经过数十年的发展，康复的目的更加明确，即重返社会。因此，1981年WHO医疗康复专家委员会又把康复定义为：“康复是指应用各种有用的措施以减轻残疾的影响和使残疾人重返社会。”在1993年WHO的一份正式文件出提出：“康复是一个帮助病员或残疾人在其生理或解剖缺陷的限度内和环境条件许可的范围内，根据其愿望和生活计划，促进其在身体上、心理上、社会生活上、职业上、业余消遣上和教育上的潜能得到最充分发展的过程。”

（一）康复医学的定义

康复医学是一门研究残疾人及患者康复的医学应用学科，其目的是通过物理疗法、运动疗法、生活训练、技能训练、言语训练和心理咨询等多种手段使病、伤残者尽快得到最大限度的恢复，使身体残留部分的功能得到最充分的发挥，以达到最大可能的生活自理、劳动和工作能力，为病伤残者重返社会打下基础。

（二）康复医学的构成

基础康复学、康复残疾学（学科体系的核心、支柱）、临床康复评定学和临床康复治疗学共同构成康复医学。

（三）康复医学研究的对象

伤病所造成的功能障碍和能力受限的病伤残者及老年人当中的活动功能受限者是康复医学研究对象。

（四）康复医学的基本原则

康复医学的三项基本原则功能锻炼、全面康复、重返社会。

美国心理学家 Maslow 在 20 世纪 50 年代提出了需要的理论，这一理论认为人有 5 种需要。

1. *生理需要*　包括食、水、性、睡眠。

2. *安全需要*　包括对自身安全和财产安全方面的需要，如要求社会安全，生命和财产有保障，有较好的居住环境，老有所养。

3. *社交需要*　包括对爱情、友谊、集体生活、社交活动的需要。

4. *尊敬的需要*　包括自我尊敬与受人尊敬两个方面，由自尊产生对自我的评价，个人才能的发挥，个人的成就动机等。受人尊敬产生对名誉、地位的追求及对权利的欲望等。

5. *自我实现的需要*　这是一个人实现自己理想抱负的需要，是人的高级需要。

按照这五种基本需要的重要性排列成不同层次，首先是生理需要，然后是安全、社会、尊敬、自我实现需要。残疾人也有同样需求，对残疾人需要进行全面康复，不仅要进行功能训练，而且要在生理、心理、职业和社会生活上进行全面的整体康复，最终助其重返社会。

（五）康复医学的组成和工作方式

1. *康复评定与诊断的区别*　评定不同于诊断，远比诊断细致而详尽。由于康复医学的对象是患者及其功能障碍，目的是最大限度地恢复、重建或代偿其功能，康复评定不是寻找疾病的病因和诊断，而是客观、准确地评定功能障碍的原因、性质、部位、范围、严重程度、发展趋势、预后和转归，为康复治疗计划打下牢固的科学基础。

2. *康复治疗技术的常用方法*　物理治疗（PT）、作业治疗（OT）、言语治疗（ST）、心理辅导与治疗、文体治疗、中国传统治疗、康复工程、康复护理、社会服务。

3. *康复医学科的工作方式*　采用多专业联合作战的方式。

4. *康复医学科的康复治疗组*　组长为物理医学与康复医师（physiatrist），成员包括物理治疗师 / 士（PT）、作业治疗师 / 士（OT）、言语治疗师（ST）、心理治疗师、假肢与矫形器师（P&O）、文体治疗师（RT）、社会工作者（SW）。

5. *工作形式*　①医疗康复；②社区康复；③康复工程；④教育康复；⑤康复护理；⑥职业康复；⑦康复教育。

第2章

全科医学的独特性

全科医学教育有助于教育对象职业个性的培养，对照组与研究组在全科医师职业个性综合表现方面的差别，究其原因主要是教育过程中对照组沿用的是一种单纯生物医学教育模式，这种模式指导下的教育强调的是教育对象医疗知识、医疗技能的接收内化，临床医疗实践的丰富强化，医疗职责界定的临床化，但忽视了“医学人性化”教育，没有将医疗技能培养与优良职业个性培养相结合，没有将“医学的艺术”融入“医学的科学”教育之中，这种教育培养体系不可避免地导致教育对象知识结构整合、群体合作愿望、管理激励能力发挥方面的不足，满足不了教育对象职业个性养成所需要的条件，影响了优良职业个性的养成。而研究组所采用的培养教育方法有效地将医疗知识技能传授与医疗人文情感培养、社区医疗卫生服务与社区医疗卫生资源管理、个体能力发挥与团体合作有机统一，为优良职业个性营造了良好的氛围。

第一节　全科理念

全科理念是对全科医学宗旨、特点、职能、使命的高度概括，确立全科理念就是确立以社区群体健康为中心，以人性化服务为特点，为个人、家庭、社区提供连续、综合、协调医疗保健服务观念。全科理念的树立可以帮助全科医师确立正确的服务信念，把握正确的服务方向，认知适宜的角色规范，履行自己的角色使命，满足基本卫生服务需求的目的。全科理念的确立应以知识传授、信念确立、兴趣培养、目标校正、实践强化为手段，帮助教育对象寻找一个角色清晰、目标明确、情境互融的“欣赏”视角，使其在对全科医学内涵欣赏中培养兴趣，树立信念，把握内涵。为寻找和满足这一“视角”需求，笔者研究组在2个月系统理论知识培训、多角度多角色实践的同时，还围绕全科理念举办了系列讲座，在讲座中告知教育对象应树立的服务信念，应确立的“欣赏”视角，应遵循的角色规范，应实践的角色内容，应依据的角色评价标准等。调动教育对象对全科理念认知、评判、接纳，确立构建主动性，使其在浓厚兴趣和循序渐进的探索中，对全科医学的目的、任务、宗旨及全科医师的职责、规范、信念评价标准有正确认识，从而在思想上树立起较为清晰的全科理念，完成对全科理念的构建过程。

第二节　人文情感

全科医学所要求的人性化服务，一方面要求医师应理解人、关爱人，“因人施医”。另一方面，现代医学模式人的生物 - 心理 - 社会医学模式，也要求医师全面地关注服务对象，关心他们的身心状况、社会环境、文化程度、信仰习惯等。要满足这两个方面的需求，就必须帮助教育对象掌握丰富的人文知识，培养适宜的人文情感，提高自身的人文素质和“情绪商数”，将爱心、耐心、同情心、责任感及强烈的交流沟通意识、良好的交流沟通技巧，体现在预防、医疗、保健、健康教育等工作中。围绕这一要求，研究组合理开设了如心理学、公共关系学等相关课程，采用介入情景培训法（如护理院实践、模拟社区医疗、情绪商数培养等），为教育对象提供多种角色扮演机会，强化教育对象与社区人群之间的沟通交流，锻炼了交流沟通技巧，拓宽了交流视野，了解了自身角色与社区人群之间不单是一种医疗服务关系，更是一种人与人之间相互理解、尊重、关怀沟通的关系，从而形成自身与社会、自身与群体、自身与个体之间稳定的人文情感。

第三节　团队精神

英国皇家全科医学院对全科医师的定义是：“在患者家里、诊所或医院向个人和家庭提供个性化、基层、连续性医疗服务的医师……为了共同的目的，他通常与其他全科医师以团队的形式一起工作，并得到医疗辅助人员、适宜的行政人员和必要设备的支持。”另外，全科医师作为社区和家庭中重要的一员，需要与社区和家庭建立亲密无间的人际关系，增加服务对象的依从性，以掌握与健康相关的各种一手资料。为此，研究组始终致力于创造无论是服务对象，还是单位同事，都是“队友”和“合作伙伴”，都需要为了一个共同目标（如维护和促进社区人群健康）而同舟共济。为此组织了多种体现群体凝聚力的活动，如：社区医疗模拟活动组织者不单单对教育对象个人医疗技能进行评估，而且对教育对象调动服务对象合作愿望程度、配合默契程度、周边环境协调达到的行为效果等方面进行综合评估。通过评估强调个人在整体中的作用离不开团体的协作，离不开团体的支持，促使教育对象团队协作精神的养成。

管理意识培养：在全科医疗实践中，全科医师不可避免地涉及患者管理、家庭成员健康管理、社区卫生服务组织管理、人力资源管理、服务计划管理及营销管理、物资管理等方面的知识。为满足这方面的知识需求，研究组开设了诸如分配管理时间，通过计划、控制等方式协调自身及周边环境的人力资源、信息资源、物质资源来为自己目标服务等方面的能力培训。从而满足了教育对象管理欲望的潜在需求，激活了教育对象参与管理的兴趣，激发了参与管理的欲望，强化了管理对象的管理素质。综上所述，优良职业个性可以增强医师的医疗卫生保健服务意识，提高驾驭社区卫生服务质量的能力，医学院校目前普遍开展的全科医学教育弥补了过去一个时期在医学院校中，教育者过于重视医学专业知识、技能的教育培养，而忽视了职业个性培育的不足，为医学毕业生将来走向社会打下坚实的基础。

本资料收集于以培养临床医学专科生为主的医学专科学校，学生毕业后大部分将走向社区，从事全科医学及相关工作，所以在校期间通过全科医学教育对其职业个性的培养对其未来从事的工作有着重要的意义。

第3章

全科医学与专科医学

第一节　全科医师与专科医师的合作

1993年世界医学教育高峰会议（爱丁堡会议）提出：“专科医师与全科医师应达成一种平衡。一个效率高、成本效益好的卫生体系必须由全科医师对患者进行筛选，解决大多数患者的健康问题，而只把很少一部分患者转诊给专科医师。”这是国际社会对各国卫生事业发展经验的科学总结，也是我国卫生事业发展的基本方向。建立专科医师与全科医师分工合作的机制，是建立平衡、完整、高效的卫生服务体系的基础，也是充分满足全体人民卫生服务需求、保障全体人民健康的重要保证，更是合理利用有限卫生资源的有效途径，还是建立健全健康保险制度的重要基础。我们从以下几个方面介绍专科医师与全科医师分工合作的机制和意义。

一、建立全科医师与专科医师分工合作的机制

建立全科医师与专科医师分工合作的机制是形成完整的卫生服务体系的基础。

多年以来，我国医学院校一直致力于培养以生物医学模式为基础、以专科化服务为定向、以疾病为核心的“纵向分化的专科医师”，中专、大专、本科学历医学生的培养模式基本上是相同的，只是在知识和技术的容量上根据学制的不同而有所伸缩。毋庸置疑，医学院校培养出来的都是同一种类型的医师，这些医师分布在不同等级或规模的医疗单位中，必然造成各级医疗单位相互竞争同一块医疗市场而其他卫生服务市场却无人关注的局面。基层医疗单位在这场竞争中处于劣势地位，这是我国基层卫生事业的发展困难重重的原因之一。另外，不适当的医疗市场竞争破坏了医疗市场的秩序，既损害了卫生服务体系的利益，也损害了老百姓的利益，并给国家带来沉重的负担，影响国家的经济发展。在医疗市场竞争愈演愈烈的同时，却很少有人主动关心没有就诊的患者和健康人，忽视了预防、保健和康复服务的重要性，社区居民需要的连续性、综合性、协调性和整体性的基本卫生服务也几乎无人能承担，老百姓最基本的卫生服务需求得不到满足，健康没有保障。以上两个方面的问题是中共中央、国务院十分重视卫生体制改革的主要原因。2002年9月，国务院11部、委、局联合印发的《关于发展城市社区卫生服务的若干意见》明确指出：培

养全科医师、发展社区卫生服务“是为人民办好事、办实事的德政民心工程，充分体现了全心全意为人民服务的宗旨，有利于密切党群、干群关系，维护社会稳定，促进国家长治久安。”

如果把卫生服务体系比喻成一张渔网，那么，过去我们始终没有织成这张网，因为我们只拥有纵向的线——纵向分化的专科医师，而没有横向的线——横向整合的全科医师。

如果只有纵向分化的专科医师，就无法形成完整、平衡、有效的卫生服务体系，不仅无法全面满足人民日益增长和变化的卫生服务需求，无法解决许多超出生物医学范畴、不能被明确诊断为疾病的健康问题，还会造成卫生资源的严重浪费。纵向分化的专科医师现在已经非常健全，但横向整合的全科医师却严重缺乏，甚至连培养全科医师的医学教育模式还没有建立起来。要建立这样的医学教育模式恐怕需要 10 ～ 20 年，如果全科医学教育得不到足够的重视，如果受错误观念的引导而走很多弯路，那么，耽误的时间可能还要长。卫生体制改革、老百姓对健康生活的追求已经对全科医师产生了大量需求，而医学教育系统却迟迟培养不出真正的全科医师，我国的医学教育已经明显落后于社会发展的需要，而且明显与社会需求脱节。

要形成完整、平衡、高效的卫生服务体系，必须在专科医师与全科医师之间达成一种平衡，专科医师与全科医师的比例最好接近 1 ： 1，然后实行分工安全感机制，“织成一张完整、有效的网”。那些卫生服务体系的效果和效益都比较好、人民健康水平比较高、人民对卫生服务的满意度也较高而卫生经费的投入却相对较少的国家（如英国、加拿大、澳大利亚等），专科医师与全科医师的比例就接近 1 ： 1，而且建立了有效的双向转诊机制。世界卫生组织（WHO）和世界家庭医生组织（WONCA）在 1995 年的一份合作文件中明确指出：“任何国家的医疗保健系统若不以受过良好训练、采用现代方法的全科医师为基础，便注定会失败，要付出高昂的失败代价。”

1997 年 1 月 15 日下发的《中共中央、国务院关于卫生改革与发展的决定》提出：“到 2010 年，在全国建立起适应社会主义市场经济体制和人民健康需求的、比较完善的卫生体系。”2000 年 2 月，国务院《关于城镇医药卫生体制改革的指导意见》提出：“要力争在二至三年时间内建立健全社区卫生服务机构、综合医院和专科医院合理分工的新型卫生服务体系。”其实，建立这种新型卫生服务体系的关键是要形成专科医师与全科医师分工合作的机制，这是我国卫生体制改革的重要目标，而重中之重是要加快培养全科医师。

纵向的专科医师与横向的专科医师必须分工合作。

专科医师的知识和技术是在一定范围内朝纵深方向发展的，他们能解决的问题越来越难，而范围却越来越窄，往往会忽视患者与环境、患者与疾病、躯体与精神以及各器官系统之间的有机联系，过分孤立地看待问题，完全以疾病为中心。这种以生物医学模式为基础、提供专科化服务为定向的专科医师可以称为“深度上的专科医师”或“纵向的专科医师”。

全科医师的知识和技术是在一定范围内朝深度、朝横向发展的，一定的深度是指解决社区常见健康问题所需要的知识和技术。全科医师也是专科医师，他们以综合性解决社区常见健康问题为自己的专科特长，他们能解决的问题不是越来越难，而是范围越来越广，并能越来越全面地满足患者的需要。他们把患者看成一个不可分割的有机整体，并用联系、协调、整体的眼光来看问题，完全以患者为中心。这种以生物 - 心理 - 社会医学模式为基础、提供整体性服务为定向的专科医师称为“广度上的专科医师”或“横向的专科医师”。

不专就做不到深入、细致，不广就达不到全面、系统。而一个医师不可能既专又全，这不仅是因为医师的精力和条件有限，而且是因为医师很难同时接受两种完全不同的医学观念和思维方式，就像一个人不可能用一只眼去看显微镜，同时用另一只眼去看望远镜一样，这会让人觉得混乱不堪。全科医师不是综合医院中的“通才”，也不是基层医院中的通科医师，其根本区别在于他们采用完全不同的医学观念思维方式。所以，卫生系统要为社会提供既深入细致又全面系统的医疗卫生服务，就必须形成两种类型的分工合作机制。

过去我们一直致力于发展以生物医学模式为基础的专科化服务，整个卫生体系（包括一级、二级、三级医疗机构）只有“纵向的专科医师”，而没有“横向的专科医师”，无法形成完整、有效的卫生服务网络．不仅浪费了大量的卫生资源，而且也无法解决超出生物医学范围、不能被明确诊断为疾病的健康问题，无法满足社区居民日益增长和变化的卫生服务需求。卫生服务的效果和效益都非常有限。另外，由于医学院校只培养一种类型的医生，即“纵向的专科医师”，各级医疗单位也只能拥有同一种类型的医师，这就必然会造成各级医疗单位竞争同一个医疗市场的局面，而这个市场却很少，不到整个医疗服务市场的 1/3。研究表明，1000 个社区成年居民在 1 个月内有 750 人感觉健康有问题，而只有 250 人主动就诊，另外 500 人由于各种原因没有找医师看病；在这 250 个主动就诊的患者中，全科医师可以解决 244 个患者的问题，而只有 10 个患者真正需要大医院的专科化服务，只有 1 个患者需要接受大医院的住院治疗；在 250 个主动就诊的患者当中，有将近 1/3 的患者不是单纯的躯体问题，而是伴随明显的心理、家庭和社会问题的综合问题，需要连续性、综合性、协调性和整体性的医疗卫生服务，而专科医师是无法提供这种服务的。

基层医疗单位在这场“纵向的”竞争中没有任何优势，因而生存越来越困难。如果与综合医院竞争主动就诊患者中的 2/3 需要专科化服务的患者，基层医院就要付出高昂的成本和失败的代价。如果基层医院以全科医师为基础，以患者为中心，立足于社区和家庭，为社区居民提供连续性、综合性、协调性和整体性的基本卫生服务，就能找到广阔的生存空间。

如果把卫生服务体系比喻成一张渔网，那么只有纵向的线是织不成渔网的，也就抓不到鱼了。纵向的线已经有了，需要准备好横向的线，才能织成一张完整的、可以抓到鱼的网。卫生体制改革的目的之一就是要通过大力培养全科医师，准备大量“横向的专科医师”，并使“纵向的专科医师”和“横向的专科医师”平衡发展、分工合作，形成完整、有效的卫生服务网络，从而明显提高卫生服务的效果和效益，充分满足社区居民的卫生服务需求，并有利于降低医疗费用，合理利用卫生资源。要形成一个完整、高效的卫生服务体系，必须在专科医师与全科医师之间达成一种平衡。

二、专科医师与全科医师在服务模式上相得益彰

由于时间、教育背景和分科的限制，专科医师往往采用以疾病为中心的服务模式，优点是对某种类型的疾病了解比较深刻、服务手段比较先进、资源比较集中，能够解决一些严重的问题；缺点是对问题的理解可能不够全面，过分依赖实验室检查，提供的是暂时的、片段的、局部的服务，难以提供连续性、综合性、协调性、整体性的服务。全科医师采用以患者为中心的服务模式，其优点是在了解患者的基础上全面评价患者的健康问题，充分利用专科资源和各种社会资源，能够提供连续性、综合性、协调性、整体性的服务；缺点是对某种类型疾病的了解比较肤浅，只有一些基本的服务手段，资源比较分散，需要依靠专科资源解决疑难或严重的问题。从以上比较可以看出，专科医师的缺点正好是全科医师的优点，而专科医师的优点正好是全科医师的缺点，以上两种服务模式相得益彰。

现阶段我们研究的疾病都是人的疾病，只有了解患病的人，才能理解患者得了什么病。因此，应该先了解患者，然后全面、深刻地理解疾病。应该由全科医师进行首诊，在了解患者、全面评价其健康状况之后，再有针对性地、合理地利用专科资源。

三、专科医师与全科医师的合作保持了慢性病控制的连续性

慢性病已成为危害人民健康的主要因素，以生物医学模式为基础的卫生服务模式虽然比较适用于对急性传染病的控制，但不太适用于慢性非传染性疾病的控制，因为慢性病通常涉及生物、心理、家庭、社区、社会等多方面的因素，需要采用生物 - 心理 - 社会医学模式。传染病患者要么在短期内完全康复，要么在短期内死亡或致残，需要的服务是暂时的，不是终身的。而慢性病往往是终身性疾病，不仅在急性期或发作期需要住院治疗，在恢复期或康复期甚至稳定期也需要连续性、综合性、协调性、整体性的服务。专科医师虽然可以在急性发作期为患者提供有效的服务，但慢性病长期连续性治疗缺乏支持。因此，很多高级专科医师到最后都会悟出一个道理：如果没有全科医师在家庭、社区的背景上为慢性病患者提供连续性、综合性、协调性、整体性和及时的院外服务，专科医师就无法有效地控制慢性病，也无法保障慢性病患者的生命安全，而唯一的出路就是与全科医师建立有效的合作关系。

慢性病虽然不能完全治愈，但却可以预防，通过健康教育改变社区居民或慢性病患者的生活方式尤为重要。生活方式的改变往往不是一朝一夕的事，需要医务人员与服务对象建立连续的相互信任关系，需要对服务对象进行长期、持续、有效的激励和监督。由于全科医师与社区居民生活在一起，与他们建立了朋友式的关系，最了解社区居民的生活背景，且在社区中有很高的威望，并掌握了娴熟的健康教育方法和技巧，所以，他最有条件通过健康教育使社区居民尤其是慢性病患者了解慢性病，提高自我保健意识和能力，有效控制与慢性病有关的危险因素，逐渐改变不良生活方式，在必要时及时、有效地利用专科资源，保障慢性病患者的生命安全。

对于慢性病患者来说，专科医师在急性期或发作期提供的高、精、尖的专科化服务，与全科医师在康复期或稳定期提供的连续性、综合性、协调性、整体性、以预防为主、方便、及时、价廉的卫生服务同样重要，关键是专科医师与全科医师要在慢性病控制这场“接力

赛”中传好“接力棒”，以使慢性病得到连续、有效的控制，这可能需要通过医疗保险经济杠杆的调节作用，建立专科医师与全科医师分工合作的机制，并真正贯彻以预防为主的方针。

四、专科医师与全科医师在健康保障体系中各显神通

任何国家的健康保障体系都必须建立在由全科医师首诊，全科医师与专科医师之间双向转诊、分工合作、资源共享、加强预防保健、合理利用卫生资源的基础之上，全科医师是健康保障体系的最佳“守门人”，而专科医师是保障人民健康的坚强后盾。如果不依靠全科医师用最少的资源解决最多的问题，合理分流患者，加强预防保健，健康保障系统就有可能出现赤字危机。许多国家的健康保险系统最后都发现支持全科医师加强预防保健服务可以取得理想的经济效益和社会效益，不仅有利于保障人民的健康，更有利于合理利用卫生资源，促进健康保障事业的发展。

当然，医院和专科医师的作用也是不容忽视的，没有高、精、尖的专科化服务作为后盾，就无法解决那些危急重症和疑难杂症，老百姓就没有安全感，也无法体现国家的卫生服务水平。因此，国家应重点发展代表其卫生服务水平的高、精、尖的专科化服务和保障人民能平等享受到的基本卫生服务，即“保两头、放中间”，其他作为补充的卫生服务应该由社会去发展，让市场来调节，而不是完全由政府大包大揽，否则就会出现资源严重缺乏和严重浪费并存、卫生服务不足和水平低下、卫生事业发展困难重重的局面。

五、专科医师与全科医师为保障人民健康各司其职

卫生服务体系的最终目标是保障全体人民的健康，包括需要高、精、尖专科化服务的重症患者和需要基本医疗服务的一般患者、主动就诊的患者和未主动就诊的患者、有危险因素的亚健康人群和没有危险因素的健康人群。专科医师主要负责为其中主动就诊的或需要高、精、尖专科化服务的患者提供服务，而全科医师却主要为社区人群提供服务。

健康是一个综合概念，不仅仅是化验数据的正常，也不仅仅是没有疾病或躯体健康，而是应该包括躯体健康、精神健康、社会健康和道德健康四个方面，这四个方面的有机整合称为整体的健康，即人的健康。专科医师常关注躯体的健康，更多关心的是疾病的治疗，而全科医师关心的是整体的健康，即不仅要关心上述四个方面的健康，还要关心这四个方面的相互联系和相互影响以及与人的生活目的、人生观念、人生计划、生活依靠、生活意义的关系，需要分析人的社会背景、社区背景、家庭背景、个人背景和疾患背景。

卫生服务除了关注个人健康的健康促进、疾病预防、医疗、保健、康复和自我保健等服务外，还包括关注家庭健康的家庭卫生服务和群体健康的公共卫生服务。专科医师主要负责为个人提供专科医疗和机构康复服务，而全科医师除了负责、协调为个人提供健康促进、疾病预防、基本医疗、保健、社区康复和自我保健等服务外，还要参与提供家庭卫生服务和公共卫生服务。

第二节 全科医师与专科医师的临床思维方式

疾病的表现千变万化，其临床症状往往不像教科书上描述的那样典型，同一症状、同一疾病、同一患者就诊于不同医院、不同医师，其诊断过程也不尽相同。专科医师采用以疾病为中心的服务模式，通过分析、归纳、演绎、类比、假说等思维方法，对疾病进行诊断，并围绕疾病的诊断进行相应的检查和治疗。全科医师则秉持整体医学观，采取以人为中心的健康照顾模式，融合生物、心理、社会学知识，形成系统性思维方式，实现了分析与综合、部分与整体、辐射思维与集中思维的辩证统一。下面以案例具体分析全科医师与专科医师在思维方式上的差异。

一、案例介绍

以“腹痛 6 小时，发热 1 小时”为主诉入院。患者于 6 小时前无明显诱因出现全腹疼痛，持续加重无缓解，伴恶心呕吐，呕吐非喷射样，均为胃内容物。1 小时前出现发热，测体温 38.2℃。入院查体：体温 38.2℃，脉搏 102 次 / 分，血压 90/60mmHg，结膜无苍白，巩膜无黄染，心肺无异常，腹部膨隆，腹肌紧张，全腹检查、反跳痛，移动性浊音阳性，肠鸣音弱。入院后经腹腔穿刺抽出少量淡黄色略浑浊液体。腹部彩超示：肝、胆、脾、双肾未见明显异常，胰腺不大，腹腔少量积液，血白细胞 12.9×10^9/L；尿常规：白细胞（++），蛋白（++），粪便隐血（++）。

该患者先由普外科医师接诊，其诊断思路是：根据患者的临床表现，包含症状，腹痛为全腹剧烈钝痛，持续加重无缓解，伴恶心呕吐，呕吐呈非喷射样，均为胃内容物，查体见腹部无移动性浊音，有压痛、反跳痛及肌紧张，肠鸣音弱。考虑为急腹症。常见的急腹症有炎症性疾病、脏器破裂穿孔性疾病及急性血管栓塞等疾病，患者发病前无受伤史，无腹腔脏器基础病变，无心房颤动、亚急性细菌性心内膜炎、入院附壁血栓等易造成肠系膜动脉栓塞的疾病，结合病程中有发热，体温 38.2℃，优先考虑炎症性疾病所致的急腹症。患者腹痛为全腹剧烈钝痛，无胆囊炎、阑尾炎等的局部疼痛及压痛点，腹部彩超示：肝、胆、脾、双肾未见明显异常，且腹痛持续加重无缓解，伴恶心呕吐，全腹有压痛、反跳痛及肌紧张，优先考虑急性胰腺炎可能性大，为慎重起见，请消化科医师会诊。消化科医师会诊表示基本同意普外科医师的诊疗思路，同时要与其他内科引起的急腹症表现的疾病相鉴别，例如急性胃肠炎、急性肠系膜淋巴结炎、急性病毒性肝炎、原发性腹膜炎、腹型紫癜、镰状细胞贫血危象、铅中毒、糖尿病等。该患者以急性胰腺炎收住入院后，围绕该诊断，先进行血清淀粉酶检查发现无明显增高，给予禁食、胃肠减压、补液、抑制消化液分泌、抗感染治疗后，病情有所缓解，但不显著。第 2 天出现少尿及血压下降（80/50mmHg），加大补液量无缓解。种种迹象不符合“急性胰腺炎”的诊断。请呼吸科医师会诊表示除考虑急腹症及内科疾病外，还应考虑可引起急腹症的少见疾病，如腹型过敏性紫癜、糖尿病、镰状细胞贫血危象、铅中毒及传染性疾病如流行性出血热，结合患者血压 90/60mmHg，且出现低血压休克，尿蛋白（++），该患者住院后各项检查提示“肾功能不全”，但既往身体健康，无肾炎等病史，结合患者为农村人，卫生条件差，是传染病的高发人群，最后考虑不典型流行性出血热。转传染病医院后确诊，经治疗后康复出院。流行性出血热是由汉坦病毒引起的、经鼠传播的自然疫源性疾病。典型症状有发热、休克、充血、出血和急性肾衰竭。此例患者以发热、恶心、呕吐、腹痛等胃肠道症状为首发和主要表现，尿常规提示尿蛋白，但无出血、少尿、头痛、腰痛、眼眶痛症状，表现十分不典型，易导致误诊，延误病情。

二、诊断步骤

对于该病案，如果在基层医院或社区医院，患者优先来到全科医师面前，作为全科医师应该如何诊断该患者？根据澳大利亚全科医学的先驱者 JohnMurtagh 教授“安全的诊断思维模式”，全科医师应该采用以下思维来考虑该患者的诊断。

1. *具有这种症状或体征的常见疾病* 主要是一些消化系统和泌尿系统疾病，例如急性阑尾炎、溃疡病急性穿孔、急性肠梗阻、急性胆道感染及胆石症、急性胰腺炎、腹部外伤、泌尿系结石等。

2. *重要的疾病* 例如心肌梗死、尿毒症、急性肾扭转、肺动脉栓塞等，女性患者还应考虑异位妊娠破裂、卵巢黄体破裂、卵巢囊肿及盆腔炎等。另外，妊娠期急腹症症状不典型，炎症容易扩散，严重危害母儿生命，诊断与治疗难度大。全科医师需掌握妊娠期妇女的生理变化，早治疗、及时手术，从而降低产妇和胎儿的病死率。

3. *容易被遗漏的病因*

（1）急性胃肠炎、急性肠系膜淋巴结炎、急性病毒性肝炎、原发性腹膜炎、腹型紫癜，镰状细胞贫血危象、铅出毒、糖尿病。

（2）由于神经牵涉致放射性腹痛，常见的疾病有急性肺炎、急性胸膜炎、心绞痛、心肌梗死、肺动脉栓塞。

（3）脊椎增生性骨关节炎，脊柱结核、肿瘤、损伤致脊神经受压迫或刺激等。

4. *患者是否有潜在疾病* 如急性肺炎和胸膜炎、急性肠系膜淋巴结炎、腹型过敏性紫癜、原发性腹膜炎、糖尿病、尿潴留、镰状细胞贫血危象、铅中毒，某些全身性或其他系统的疾病，如血卟啉病、低钾血症、败血症、脊柱外伤或脊髓疾病，以及最容易被忽略的传染性疾病，如流行性出血热，其不典型表现为急腹症。

5. *患者是否告知实情* 医师还必须考虑患者是否还有隐瞒的事情未告知。可询问患者的卫生条件、饮食习惯，是否被老鼠、蚊虫叮咬过，是否到过疫区，患者是否有癔症，是否吞服异物，是否有自杀行为等，这些均可为疾病的诊断提供帮助。

综合医院的专科医师每天接待的大多是主动来医院就诊的患者，接触固定的病种，疾病谱非常单一，专科医师的思维定式是找到客观的证据，明确疾病诊断，然后治愈疾病。正如该案例，为减少诊断的不确定性，患者入院后医师首先考虑自己专科中可能性最大的疾病，锁定为急性胰腺炎，并围绕胰腺炎完善各项检查，以寻找充足的证据明确诊断，减少诊疗失误。而全科医师面对的疾病谱广泛，服务对象不分男女老少，不分科别，是针对个人、家庭及社区提供经济、方便、有效的保健服务，对生命与健康全过程、全方位负责。

患者看全科医师时往往不是为了解决某一专科疾病，其问题可能涉及多学科、多系统及多因素，可能是病原生物性疾病，也可能是心理行为性疾病。解决这些问题的方法不是单一的，而要全方位考虑、多方面寻找。

基于这一临床工作特点，如果该患者就诊于社区医疗服务中心，接诊的是全科医师，则诊疗过程大不相同。全科医师会考虑引起该症状的所有疾病，根据概率将疾病排序，避免遗漏危急重症。而流行性出血热是病毒引起的自然疫源性疾病，随着卫生条件的提高，目前已少见，且该患者流行性出血热以腹痛伴恶心呕吐为首发表现，临床表现不典型，再加上专科医师的思维定式，直接造成了早期诊断困难以致被漏诊、误诊，这就需要医师具有系统整体性思维方式和以患者为中心的服务观念。但是，无论是全科医师还是专科医师，其共同目标都是救死扶伤。社区医疗工作人员发现危急重症后，只有转诊到上级医院才能做好后续治疗。因此，只有专科医师与全科医师分工合作，各取其长，才能为患者提供高质量的整体性服务，充分满足患者的就诊需要。

第4章

全科医学的临床诊疗思维

第一节　全科医学临床思维方式

全科医师在临床实践过程中必须采用系统整体性临床思维方式，这种思维方式建立在一般系统理论、整体论和生物 - 心理 - 社会医学模式的基础之上，并实现了部分与整体、分析与综合的辩证统一，将发散思维与集中思维、宏观考察与微观研究有机地结合在一起。

一、一般系统理论

系统理论认为每一个系统本身就是一个整体，它既是较高级系统的组成部分，本身又由较低级的亚系统构成。例如，家庭是社会（或社区）的组成部分，其本身又由若干家庭成员组成。个人是家庭的组成部分，其本身又由不同的器官系统构成。人是有机体的最高层次，却是社会系统的最低层次。所有的生命系统都是开放的系统，它与周围环境形成一个交界面，并通过这一交界面与环境进行物质、能量和信息的交换，同时，维持自身的整体性、稳定性和活力。系统内部的亚系统之间也有一定的交界面，相互之间也进行物质、能量和信息的交换，以便维持自身的完整性和稳定性，完成各自独特的功能。一个亚系统的变化将影响所有的亚系统，同时将影响系统的整体功能。影响系统整体功能的事物将影响系统内的每一个亚系统。系统内的各亚系统之间相互依赖、相互作用，这种相互作用及结果受一定规则的控制，这种规则也通过反馈机制调节着整体功能，任何生命系统都有这种内部调控能力。系统的某一事件不是某一系统内部矛盾的结果，而是所有不同水平的系统共同作用于某一特定系统的结果，例如，疾病不是躯体内部失调的结果，而是生态、社会、社区、家庭、精神等系统与器官、组织、细胞、分子等系统共同作用于人这一特定系统的结果。系统之间的这种相互联系和相互作用是在其进化和演变过程中形成的，是进化过程连续性与阶段性的辩证统一。

（一）部分与整体的辩证统一

部分是构成整体的成分，脱离整体，部分就失去了意义。手是构成人体的一个部分，如果使手脱离人体，它也就毫无作用。而整体必须由部分构成，没有部分，则空洞的整体是不存在的。当然，整体不等于部分之和，整体的特性在于部分之间的相互联系和相互作用及其结果或目的。例如，家庭作为一个整体不等于个别家庭成员的简单相加，而在于家庭成员之间的相互关系、相互作用及其生活目的。研究部分是了解整体的基础，但无法取代对整体的研究。分别研究每一个家庭成员，是了解这一家庭的基础，却无法从根本上了解这一家庭的实质，只有对家庭成员之间的相互作用方式、相互关系的类型和家庭的共同价值观与生活目的进行研究，才能从本质上了解这个家庭。同样，人体是由器官、系统组成的，但不是这些器官、系统的简单相加，分别研究这些器官是了解人体的基础，但只有深入研究各器官系统之间的相互联系和相互作用的机制及其结果，才能完整地理解人这个有机体。人是由身体、精神、社会三个基本方面构成的，但不是这三个方面的简单相加，要完整地理解人，就必须研究身体、精神、社会三方面之间的内在联系和相互作用的机制。

（二）分析与综合的辩证统一

分析就是把整体分解成部分，对部分进行深入的研究，这是人类对事物的认识不断深入的基本前提，近代科学就是在分析研究的基础上得以大踏步前进的。综合就是将部分有机地联系在一起，形成一种整体性的认识，即对事物整体进行全面研究，从而把握事物的本质特征，这是人类认识活动的最终目的，因而也是分析的最终归宿。综合必须以分析为基础，分析必须以综合为目的，没有分析就没有综合，没有综合，分析也就失去了意义；综合之中一定有分析，分析之后一定有综合。分析和综合可在不同的水平上进行，如在分子、细胞、组织、器官、系统的水平上进行分析和综合研究。而在人的整体水平上进行的综合性研究被称为整合，这是全科医学最主要的学术风格。在生物医学、行为科学和社会科学分别对人的各个部分及其健康问题进行分析研究的基础上，全科医学对作为一个整体的人及其健康问题进行综合研究，并形成整合或整体性临床方法，为个人及其家庭提供整体性的医疗保健服务。

二、系统整体论

系统整体论的立足点是作为“一个完整的人”的个人，而不是器官系统的疾病。疾病往往起始于分子、细胞水平，此为病理反应，继而组织、器官发生了变化，此为病理变化，病理反应和病理变化的产生过程称为病理过程。如果病理过程没有影响整个有机体的功能，则不表现为疾病。只有当病理过程影响整体的功能时，才表现为疾病。一种病理过程可以不表现为疾病，如体表较小的脂肪瘤或肺部寄生虫隐性感染。因此，疾病肯定是整个有机体的疾病，而不是器官系统的疾病。个人在主观上感觉病了，产生了特殊的患病体验和病患行为，继而个人的生活也受到影响，以上现象或事实被称为疾患。疾患不单纯是躯体的疾患，与个人的生活密切相关，有时可直接表现为生活问题。疾患是以人的主观体验为依据的，而疾病则以客观的病理证据为依据，一个人有一种疾患，却不一定有一种疾病，而一个人有一种疾病，肯定有一种疾患，因为疾病会影响个人的主观感觉、体验、行为和生活。生活问题（如个人的精神生活、家庭生活、社会生活等）既可以是健康问题的原因，又可以是健康问题的表现。健康问题是以个人的生活质量为依据的，因此，世界卫生组织也将贫困与绝望纳入健康问题的范畴。要评价个人的健康状况，首先必须了解个人的生活目的和价值观，评价个人的生活质量。健康问题应包括生活问题、疾患、疾病和病理过程，医师的任务不仅仅是寻找客观证据来诊疗疾病，而且要了解患者的疾患体验和行为。了解疾病对患者生活的影响，从而帮助患者正确认识健康问题，通过与患者进行情感交流，把医师本身作为一种治疗因素，充分满足患者的需要，同时，组织各方面的资源，改善患者的生活质量。系统整体论认为，疾病不是单一因果关系链的结果，而是不同水平的系统（因素）共同作用于人这一特殊系统的复合结果。患者是一个不可分割的完整的人，各器官系统之间、躯体与精神之间、疾病与患者之间以及机体与环境之间都有着不可分割的有机联系。健康不仅仅是躯体没有疾病或虚弱，而是指躯体、精神和社会生活等各方面都处于一种完美的状态。

三、集中思维与发散思维交替进行

集中思维是指医师针对某一可能的诊断假设，从各方面搜集资料，来证实这一诊断假设思维方式。发散思维是指医师从患者的角度出发，沿着各种有关的途径去思考，以便包含可能与患者有关的所有因素和关系，从而完整地理解患者及其问题。集中思维往往采取单刀直入的方式，如封闭式问诊、针对性的实验室检查等，以利用生物医学的知识和方法为主，以疾病为中心，在分子、细胞、组织、器官、系统的水平上来考虑问题。集中思维就像是用电子显微镜来观察物体的超微结构一样，力图对患者的问题进行微观研究。发散思维则相反，就像是用广角镜头去摄像一样，尽可能地扩大范围和背景，以便注意到与问题有关的所有关系，力图对患者的问题进行宏观考察。医师要利用广泛的行为科学和社会科学方面的知识与方法，采用开放式问诊、会谈、观察和直接交往，以患者为中心，在个人、家庭、社区、社会和生态环境等水平上来考虑问题。当然，一个医师无法同时采用两种思维方式，即不能用一只眼看显微镜，同时用另一只眼看广角镜。一个医师只能交替采用这两种思维方式，往往先采用集中思维，再采用发散思维，反复交替，最终达到完整地理解和解决患者健康问题的目的。脱离背景和关系，就无法完整地理解和解决患者的健康问题。

临床思维是医师依据临床资料对疾病的诊断、治疗进行全面分析、判断，最后做出决策的重要思考、逻辑推理方法。全科医学是整合了生物医学、行为科学和社会科学的最新研究成果以及通过医疗的成功经验，并在此基础上产生的一门具有独特价值观和方法论的综合性临床医学学科。全科医师的工作性质不同于专科医师，其临床思维方法与诊断模式也必然有自己的特点。

第二节　全科医学的临床工作特点

全科医疗是一种具有连续性、综合性、协调性、个体化和人性化的医疗保健服务，是一种以人为本、以健康为核心、以需求为导向的主动服务。

一、大多数患者处于疾病的早期阶段

全科医师所接触的健康问题多处于早期阶段，资料不全，不会有比较完整的病情资料，

尚未开始进行必要的辅助检查，即使开始检查也难以获得更多信息，最多不过是患者的主诉，症状表现不典型。症状是伴随着疾病的发展而逐渐出现并不断完善的，早期的疾病症状往往是不典型的。全科医师在家庭中进行疾病的诊治工作相当困难，其难度要比在医院大得多。

二、全科医师面对的疾病谱广泛

全科医师的服务对象不分男女老少，不分科别，从内、外、妇产、小儿科到五官、口腔、皮肤、肿瘤、传染科，什么病都可能遇到，思考问题也应十分广泛，与专科医师相比，他所涉及的疾病谱显然要大得多。患者看全科医师往往不是为了解决某一专科疾病，其问题可能涉及多学科、多系统及多因素，可能是病原生物性疾病，也可能是心理行为性疾病。解决这些问题的方法和防治手段不是单一的，而要全方位考虑，多方面寻找。

全科医师诊治以慢性病居多，疾病的演变过程缓慢，病期较长，要求医师耐心、细致，注意观察病情的变化，了解治疗结果，调整治疗方案。

全科医师的医疗工作以患者为中心、以家庭为单位、以社会为范畴，应“以患者为中心”，而不是“以疾病为中心”，将人放在十分重要的位置。宣传教育、卫生资源等往往以社区为范畴，全科医疗的开展必须走以社区为范围之路。

三、临床工作特点决定全科医师的诊治思维模式

（一）以生物 - 心理 - 社会医学模式为基础

全科医师更贴近生物 - 心理 - 社会医学模式，更重视疾病的发生、发展过程中的社会心理因素影响。新的医学模式让我们更清楚、更全面地了解、认识、探索医学，观察、解决人类的健康问题。患者多以躯体方面的不适为主诉来显现疾病，但全科医师要时时处处体现出对心理 - 社会因素的高度重视，周密地思考问题。

（二）以预防医学为导向

全科医师是为个人、家庭和社会提供优质、方便、经济一体化的基层医疗保健服务。随着生活水平的提高，人们也更加意识到预防保健的重要性，全科医师应坚定不移地采用和贯彻以预防为导向的服务模式。

（三）全科医师完成的诊治过程是一种综合性服务

全科医师的服务对象不分年龄、性别，诊治的疾病不分科别。服务内容包括治疗、预防、康复、保健等。服务的层面包括生物学知识、心理学知识、社会学知识等，所以对患者是一种综合性的治疗方法。

（四）全科医师的医疗服务是主动服务

全科医师与专科医师相比最大的区别在于全科医师提供的是一种主动性高质量的初级卫生保健活动，而不是在诊所中坐等患者。并且在主动性治疗过程中又包含有连续性，这种连续性不受时间和空间的限制。

四、临床工作特点对全科医师的素质要求

（一）应有团队意识及协作精神

全科医师个人力量有限，不可能解决所有的健康问题。全科医师应把自己看成是社区卫生工作的一个重要组成部分，是患者及其家属所需要的所有医疗保健服务的协调者。要学会在相关知识背景下发挥专科特长，要学会专科会诊及转诊，要善于利用、挖掘一切可以利用的医疗与非医疗资源，要学会团队合作、满足社区卫生需要。

（二）要有纯熟的情感交流技术

患者是一个完整的人，可能有比健康人更复杂、更特殊的感情渴求。医师对患者要有关心和同情心，并能耐心与患者进行交流，让患者把治病的重托交给医师时具有安全感。同时医师对患者要尊重和理解。全科医师面临的是疾病和生活交织的问题，是医学知识与社会常识、人文科学边缘的结合，这就要求全科医师要有丰富的生活经验和较强的解决问题的能力。

（三）要有以患者为中心的服务理念

全科医师面对具体患者不仅仅是治疗、预防疾病，更重要的是理解、服务和满足患者的要求。要细心了解患者的社会背景、家庭背景、个人背景及社区背景。要充分了解患者为什么到现在才来就诊？了解患者对医师的期望是什么？了解患者的患病感受。这些都是治愈疾病不可缺少的因素。

（四）要有对患者进行健康教育的意识

首先应让患者对疾病的病因有清楚的了解，对疾病的发生、发展有一定程度的认识。树立患者健康的信念，促进患者的就医行为，合理解决患者就医时的困难。

要有医学伦理学、心理学、卫生法规等基本理论知识。医学伦理学把各种医学领域中的道德现象、道德关系上升到理论高度，医师应掌握其中的理论并在疾病诊治过程中遵守道德要求。同时要对卫生法规有足够的了解。完善自身，才能提高对患者的服务质量。全科医师更要有卓越的管理才能和执着的科学精神，对不断进展和变化的科学和社会知识孜孜不倦地学习，才能处理好社区和人群的健康问题，成为合格的全科医师。

（五）善于发现心理问题，提高患者依从性

疾病的症状并不都是由器官病变引起的，心理和社会的影响也会引发疾病。“全科医师与其他科别医师相比，要用更多的时间与患者接触，应该充分掌握患者的心理和社会因素，以及可能对疾病造成的影响。”朱伟星说，他曾诊断过一名45岁女性头痛患者，各项指征正常，但仍自述头痛，经询问发现她因儿子升学困难而发愁，且正值更年期，这就是由心理因素造成的典型案例，并非药物所能解决的。

全科医师应该如何了解患者的心理问题呢？洛马林达大学家庭医学与防御医学系医学博士 Jessica Watters 给出了答案。她指出，医师可以通过问一些问题了解患者心理方面的健康需求，什么是你这段时间最担心的？你上次感觉很好是在什么时候？是否有人际关系问题给你造成压力和焦虑？你最喜欢做什么？什么能帮助你放松？最简单的练习方法是挑一个或两个问题去问每个患者。然后，再挑另一个问题。很快，这些问题将会成为采集病

史的一部分。

全科医师不仅要了解患者的心理，还要解决患者的心理问题。苏格兰皇家全科医学院 Trevor Gibbs 教授分享了他的患者病例。一个长期在他那里诊疗的老年患者被发现处于前列腺癌晚期，当他告知患者时，患者决定不接受任何治疗，并希望在家中死去。Gibbs 回答道："我知道做这个决定对你来说是十分困难的，既然你已经做了这个决定，我将尊重你的意见。现在我的角色是帮你在这段时间能够舒服一些地度过，看看我能为你和你的妻子做些什么。"于是，他向患者和家属介绍了目前最佳的诊疗方案、临终关怀的管理，以及如何在家里进行姑息治疗等。

（六）寻找诊疗盲点还需兼顾患者的社会关系构成

"诊疗的盲点还体现在患者所处的社会环境，全科医师在诊疗中应兼顾患者的社会关系构成，进而提供全人服务。"广西医科大学附属第一医院急诊科副主任陈世德教授表示，全科医师经常会去老年患者家中访视，如果能够了解患者的社会关系，如家中是否有孙子，近期有没有接种流感疫苗等，就能更好地起到由照顾一个人蔓延到照顾一家人的作用。

王家骥认为："不可否认的是，如今仍有很多疾病是不可治愈的，如糖尿病晚期、高血压晚期，全科医师在此时应尽一些人道，对生活进行护理、照料，减轻患者因疾病带来的痛苦，即使是对半年内可能会离世的临终患者，全科医师也应考虑如何尽关爱之心，不能因治疗上不可能有进展就放弃患者。对一些负担不起医药费而回家的患者，可以考虑进行家庭病床等服务，降低患者承受的痛苦，这些都是全科医师临床思维应该考虑的。"

Watters 同样为全科医师们提供了可参考的询问患者社会因素的方式：你是做什么类型工作的？这种疾病影响你平常生活方式的程度如何？你有什么需要帮忙做的事？谁和你在一起住？如果你太过虚弱不能照顾自己，谁能帮助你？你住的地方离医院或诊所有多近？如一个足部溃疡的糖尿病患者，其女儿是一个护士，全科医师便可以告诉患者的女儿如何在家包扎溃疡和如何预防感染。

（七）全科临床思维应适应疾病谱改变

全科医师的工作地点在社区卫生服务机构，相对大型医疗机构，社区卫生服务机构并不具备先进的仪器设备和上级医师的及时指导，且所遇多是未分化疾病，因此衡量全科医师的临床水平主要看其临床诊治的实际能力、临床思维，特别是批判性思维水平。

有关资料表明，慢性非传染性疾病所引起的死亡已占我国人口死亡总数的 2/3。与诊断后马上可以有相应的药物进行治疗的急性病相比，慢性病常常无法通过一次治疗就痊愈，这就需要全科医师提供终身的全人照顾。

王家骥介绍，长期负责制的社区健康管理照顾就是体现了这一理念，"长期"是指跟踪治疗，"负责"体现了全科医师的关爱照料，医师不单纯看生理上的疾病，还要解决心理疾病。医师在疾病治疗过程中，更多的是要得到患者的配合，告知患者基本的保健知识。

Watters 指出，提供全人照顾需要练习，但如果全科医师能够记住每个患者都有故事，就很容易学会，就能更好地为患者提供人文关怀。

第三节　全科医学理念是以人为本的管理模式

医疗事业的发展，推动了权限的医疗模式全科医学理念的出现，这一理念中涉及很多医学治疗与多种服务与护理方式。在一些发达国家，对于全科医学中的医师具有非常严格的准入制度与考核标准，需要医师不仅对医学基础知识全面、熟练地掌握，还要对普通的疾病具有判断和治疗的经验，同时对与患者之间的沟通与组织协调能力都有较强的要求。目前我国主要的现状是，对于全科医学科室的医师更多的是由社区的门诊医师与一些上级医院的医师转变而来。这样就会给全科医学的治疗带来很多的问题与麻烦。医师的主要特点是年龄偏大；没有经过专业的医学院学习，学历比较低；专业素质综合能力普遍偏低。这些在实际治疗过程中都对治疗效果产生了重要影响。对于全科医学理念的推广需要不断创新，要保证全科医学治疗模式中以患者为中线，将患者的病情与心理、生理等多方面的因素考虑到治疗当中。结合实际治疗效果，医师要时刻保持一颗仁爱的心，不仅对患者的病情重视，而且对其他情况也应重视。全科医学中主要是将患者作为一个整体来看待，患者不仅需要医师的治疗，还需要得到医师的关心与尊重。

多站在患者的角度思考问题，这样有利于更好地了解患者，从而制订出具有针对性的治疗方案，以提高治疗效果和患者满意度。

一、以家庭为基本单位，实施全面的健康照顾

作为全科医学科室的医师，需要对患者的基本身体状况有一个全面的了解，需要以家庭为单位，对患者采取相应的治疗措施与健康服务。将家庭全部成员作为健康服务的对象，还需要重视家庭健康状况与个人健康状况之间的关系。要保证对患者有一个全面了解后，对其家庭的基本情况也需要掌握，这样就可以对患者的综合情况做出全面判断。对患者一直以来的就医情况和患者住院或出院后的一些日常护理也要掌握，再根据患者的实际病情采取相应的治疗措施。平时要加强对患者的心理护理，提高患者战胜疾病的信心，使患者以一种积极的态度配合医师的治疗与后期的休养。

二、以健康促进患者受教育作为理念

在当前，治疗的同时还要对患者进行健康知识教育。针对患者的健康教育主要涵盖以下几方面内容：①治疗期间患者戒烟戒酒；②患者平时加强锻炼，提高身体素质。通过健康教育可以使患者养成良好的生活习惯，提升患者的机体免疫力。健康知识教育在疾病治疗中具有重要意义。相比健康教育，健康促进包含了更加广泛的内容。除了健康知识教育外，还包括对健康的社会环境与生态环境的认识与理解；再结合患者的身体状况，医师与患者之间建立良好的医患关系；根据患者的病情变化，逐渐改变治疗与教育方向，保证对患者的健康行为进行综合评判；了解患者对健康教育的重视程度，实际生活中是否采取了健康的生活习惯。

综合以上内容，可以看出在综合医院中设立全科医学科室可以为患者的就医提供更多

的便捷，保证患者在治疗疾病的同时，享受健康知识的教育服务，提高我国医疗水平。所以，全科医学理念在我国值得推广与应用，具有重要的临床应用价值。

第四节　全科医学临床思维方法在健康体检中的应用

随着健康观念的改变和卫生需求的增加，产生了各式各样的健康体检机构，健康体检服务也成为时下最受欢迎的医疗服务项目之一，做好体检服务及利用健康体检对人群的健康状况进行管理，以达到预防慢性病的目的非常重要。有关资料统计，2012 年，全球因病死亡 5600 万人，其中慢性病死亡约 3800 万人，占 68%，主要包括心血管疾病、癌症、慢性呼吸系统疾病。预计到 2030 年慢性病死亡人数会达到 5200 万人，占总死亡人数的 60%，经济损失占全球疾病负担的 50%。慢性病已成为严重威胁人类健康的公共卫生问题。

全科医学的临床思维方法是具有科学基础的整体思想，将其应用到体检工作的健康管理过程中，具体措施包括：①为体检者建立体检健康档案；②以生物 - 心理 - 社会医学模式为指导，从整体上给予照顾，从体检结果到个体，给予有针对性的健康指导建议；③以预防为导向的健康照顾，由全科医师根据体检者的年龄、性别、职业制订有针对性的周期性健康体检项目；④持续性、以人为本的健康照顾，将体检者看作是一个有个性、有情感、有尊严的人，而不是疾病的载体，体检目的不仅是发现有病的器官，更重要的是维护服务对象的整体健康。所以在管理过程中采用定期电话、短信等方式跟踪随访了解身体、心理的健康状况，并提供健康指导意见。与体检者建立一种固定、长期、亲密、互动的关系。

目前体检工作多停留在体检初期阶段，健康体检不等于健康管理，只完成常规体检工作而不注重健康管理是徒劳无功的，如何开展健康管理目前还没有统一、有效的方法。体检服务工作的竞争必将走向健康管理的竞争。通过全科医学临床思维方法的生物 - 心理 - 社会医学模式、以人为本、持续性的健康管理服务，与体检者建立一种固定、长期、亲密、互动的关系，注重体检细节的管理，能提高体检者的满意度。故而明显提高了周期性健康体检率并且可有效降低人群慢性病的发病率。

健康体检的现状：不少人去体检，尤其是单位组织的体检，检查完拿到体检报告，然后看没啥“大问题”，就“封存”。然而“小问题”也可能存在潜在危险，对健康造成危害。一级预防以病因预防为主，针对致病因素（或危险因素）采取措施，也是预防疾病和消灭疾病的根本措施。我国的疾病谱在 20 年内发生快速转变。世界卫生组织数据显示，2012 年，中国因慢性病死亡 860 万人，中国每年有 300 万人因患上某些本可预防的疾病而过早死亡，即死于 70 岁之前。全球因慢性病死亡研究，改变不良生活行为方式对健康的影响在国外已经取得效果，其特点表现为不仅可以预防疾病，而且可治疗大部分慢性病，如冠心病、高血压、肥胖、胰岛素抵抗综合征、骨质疏松症和某些癌症。通过全科医学的临床思维方法，在健康管理过程中采取以积极预防为主的健康照顾，让体检者树立正确的观念和态度进而改变健康相关行为。根据体检者的性别、职业、年龄、生活行为习惯等采取有针对性的干预措施，如饮食（营养）、运动、释放压力、戒烟和其他非药物手段。保持适量运动，改善饮食结构，戒烟限酒可有效预防高血压、糖尿病等疾病的发生。针对高血压、高血糖、高血脂等采取综合干预措施，能获得较好的效果，基于我国国情，综合干预方法能够促进有限资源被更有效地利用。基于以上理论，结合全科医学临床思维方法，综合应用在体检工作中，对健康体检人群进行管理能有效降低人群慢性病的发病率。

慢性病大多病因不清，因此要完全做到一级预防是不可能的。但由于慢性病的发生大都是致病因素长期作用的结果，因此做到早发现、早诊断、早治疗是可行的。可采用全科医学临床思维方法中的周期性健康检查来实现对慢性病的二级预防。

将全科医师临床思维方法应用到体检工作中，对体检者的健康状况进行有效管理，能有效提高周期性健康体检率，在健康体检专业方面能有效开展慢性病的一级预防和二级预防，减少慢性病的发病率。

一、全科医师思维方式与专科医师思维方式

全科医师临床思维方法是以患者为中心，以问题为导向，全面、综合、整体地认识疾病及其与心理因素、环境因素、社会因素的相互关系，运用流行病学和循证医学的方法，站在患者的立场上，从维护患者的健康利益出发，进行临床诊疗决策。所以，全科医师在诊治患者时，不仅要关心疾病的诊断与治疗，更要关心患者的感受、精神变化、病后的康复与生活质量。尊重患者的权利、意愿、价值取向和需求，给予患者情感支持，减轻其对疾病的恐惧和焦虑。让家庭成员、亲友、单位同事共同参与临床决策的制订和照顾患者中。协调不同的卫生机构，动员各种资源，提供防治相结合的团队式、整体性、连续性、综合性照顾医疗服务。

专科医师的临床思维方式是以疾病为中心，把患者作为生物体进行临床解剖分析，致力于寻找每一种疾病特定的病因、生理、病理的变化，并研究相应的生物学治疗方法。专科医师在对患者的诊疗过程中，总认为“他们身上的什么地方出现了问题”，常有意无意地认为患者是一架需要修理的机器，医师的任务就是发现问题并及时进行治疗以“修复损坏的零件”。医师的第一项任务就是搜集资料，明确病因，实行对因治疗。因此，专科医师的服务宗旨是对患者的疾病负责，很少关注患者的感受，不注重患者的心理需要，很少尊重患者的权利和意愿，不重视患者及其家庭参与诊疗计划，由于过度强调“正确”的诊断，往往要进行很多检查，常因过度医疗而造成医疗资源浪费和患者经济负担过重；同时也忽视了对疾病的预防、健康的促进和健康的维护，其结果是患者的总体健康结局不够理想，生活质量不高。

二、全科诊疗与全科医师需要掌握的诊疗方法

（一）全科诊疗

全科诊疗是指在医院或基层卫生医疗机构的全科诊室中患者与全科医师的密切交流，在这里，患者或自疑有病的人向他所信任的医师寻求康复意见，全科医师应热情、负责，像对待自己的家人、朋友一样认真搜集患者的病情，并与患者一起制订合理的康复计划。全科诊疗的目的不仅仅是明确患者就诊的原因、明确疾病的诊断、提出治疗计划和帮助患

者达到一个很好的治疗效果，还要与患者发展稳固的医患关系，为患者提供连续性的整体服务，做到防治结合。

（二）全科医师需要掌握的诊疗技能

全科医师要掌握的诊疗技能包括临床技能、诊断技能、慢性病管理技能、交流技巧、教育技能、治疗技能、动手技能和指导技能，在社区工作中如何把这些技能熟练地运用到为患者服务中非常重要。特别是交流技能，交流技能是诊疗技能中最基本的技能，是建立良好医患关系的基础，是获取完整病历、提供有效治疗的必需条件。医生诊疗疾病分 3 个步骤：收集病情资料，分析病情、确定诊断，制订治疗方案并实施，特别是收集病情资料即询问病史尤其重要。

（三）建立融洽的医患关系

全科医患关系特征从以医师为中心转向以患者为中心，从以疾病诊疗为中心转向以满足患者的需求为中心，从主动与被动的需要关系转向需要互补的积极互动关系，从缺乏感情色彩的“商业关系”转向朋友式的互动关系。和谐、融洽的医患关系是全科医师必须掌握的特殊技能。

（1）在患者走进诊室后，通过观察患者的表情、动作及走路姿势，迅速收集有价值的信息。

（2）根据收集的信息，以热情、友好和关心的方式迎接患者，尊敬而有礼貌地对待患者。

（3）称呼患者得当，使其感到温暖和舒服。

（4）营造和谐、安静有序的就医环境，让情绪紧张的患者在放松的状态下叙述发生不适的经过。

（5）始终把注意力放在患者身上，认真倾听，在恰当的时候用鼓励的语言或肢体动作让患者讲述患病的所有经过，包括一些敏感的事情。

（四）病史采集技巧

病史是临床检查和正确诊断的基础，全科医师要熟练掌握病史采取的技巧。

（1）从患者的主诉开始，允许患者陈述一个连续的病史，不要随便打断患者的叙述。

（2）在恰当的时间，使用恰当的语言，简单具体地提问引导患者陈述病情经过。

（3）用庄重、友善、亲和的目光保持与患者的交流，患者的重要陈述要逐条记录，让患者感觉到你很重视他的就诊。

（4）用心倾听。聆听患者的主诉是医师给患者的最初印象，而诉说对患者来说是一种求助性的行为，具有放松和治疗作用。在患者诉说时，全科医师要用亲切、同情的目光适当注视患者，要以关心的表情全神贯注地倾听。

（5）开放式引导，使患者把自己要讲的话讲完，充分表述其对患病的印象、感觉、体验和担心。同时鼓励患者发表自己的意见和看法。

（6）了解患者患病的背景。

（7）关注患者的心理需求与社会状况，关注患者的心理状态、生活压力、家庭和工作的问题、社会的动荡变化等对患者的影响和疾病本身对患者的影响。恰当的心理与社会评价是全科医师重要的诊疗技能。

三、诊疗管理

收集完患者信息、辅助检查后，即可进行诊疗管理。诊疗管理包括即时治疗、预防措施和长期照顾。诊疗管理中最重要的是让患者参与对疾病的管理，医患双方经过协商与讨论，共同制订治疗方案，确定健康目标。

（1）告诉患者诊断结论，如果无法做出诊断则告诉患者健康存在的问题。

（2）对患者进行医学知识教育，让他掌握疾病相关知识，树立正确对待疾病的观念，增强患者战胜疾病的信心，提高患者诊疗管理中的医疗性。

（3）与患者共同制订健康问题管理计划，包括当前治疗措施、长期疾病管理计划和预防疾病管理计划。

（4）鼓励患者承担自己的健康责任，改善患者的就医行为，提高患者遵照医嘱的自觉性。

（5）及时评价疗效、不良反应和医疗费用，提高医疗服务质量和治疗效果。

（6）合并使用非药物疗法，改变患者不良生活方式和行为，开展康复、营养、群体治疗活动。

（7）协调利用社区和家庭资源对患者进行整体服务，包括专科服务和住院治疗。

（8）安排随访，随访不仅能了解患者对疾病管理的反应，同时也能进一步更新和明确预防措施，对所得到的各种信息进行整理；同时随访还可以让家庭成员、同事、朋友一起参与对疾病的管理。

（9）安慰患者时应做得恰如其分，不适当的关心和安慰会损害患者对全科医师的信任。全科医师融洽地沟通、真诚地关心和负责地工作是诊疗管理成功的关键因素。

四、全科医学资源利用

随着我国社会发展和人民生活水平的改善，城乡居民对健康的需求不断提高，加之人口老龄化等问题，对医疗卫生服务提出了新的要求和挑战。国家在“十二五”期间提出了建立健全基本公共服务体系，实现人人享有基本医疗卫生服务的目标。但多年来，我国基层医疗卫生人才队伍建设相对滞后，与社会发展差距很大，全科医师已成为我国紧缺和急需型人才。大力发展全科医学，建设全科医师队伍，持续为基层社区提供高质量基层医疗卫生服务，已成为深化医疗卫生体制改革和加快医疗卫生模式转变的重要任务。

全科医师和专科医师有着不同的卫生服务宗旨。全科医师负责健康时期、疾病早期乃至经专科诊疗后无法治愈的各种病患的长期照顾，其宗旨是服务于“患者”而不是“疾病”。专科医师负责疾病形成以后一段时期的诊治，其宗旨是对疾病的临床治疗。如果用金字塔比喻卫生服务，专科医师处于卫生服务金字塔的顶层，处理不同专科的重病，往往需要动用昂贵的医疗资源和高新技术，解决少数人的疑难重症。全科医师则处于卫生服务金字塔的底层，处理常见健康问题，利用社区和家庭的卫生资源，以低廉的成本维护大多数民众的健康。

临床思维是临床医师根据患者的临床资料，对疾病的诊断治疗进行全面分析和判断，最后做出正确决策的能力，是一名合格医师所具备的理论联系实际的临床工作能力。全科医师与专科医师有着截然不同的卫生服务宗旨，其临床思维方法也必然有着自己的特点。全科医师的工作强调持续性、综合性、个体化的医疗保健服务；强调早期发现并处理疾病；强调预防疾病和维护健康；强调在社区对患者进行不间断的管理和服务，并协调利用社区内外其他医疗资源。全科医师临床思维的特点表现如下。

（1）社区患者常见病居多，尤其随着老龄化社会的到来，疾病谱多为高血压、糖尿病和冠心病等慢性病，但可能涉及多系统和多因素问题，全科医师应该是社区常见病和多发病的“专家”，而不是单一系统或疾病的专家，需要综合、整体观的临床思维。

（2）部分患者处于疾病的早期阶段，症状不典型，资料不齐全，尚未开始必要的辅助检查，全科医师在社区、家庭进行疾病的诊断工作有难度，需要有清晰的临床诊断思维。

（3）全科医师负责社区居民健康时期的预防宣教，疾病早期、中期乃至末期患者的长期治疗管理，需要具备医疗、预防和公共卫生相结合的临床思维。

第五节　全科医师的临床思维

目前，我国医科大学附属医院、三级医院承担住院医师规范化培养工作，本科生毕业后在这些医院接受 3 年的住院医师规范化培养，全科住院医师没有规范统一的教学内容和模式，往往接受与专科住院医师相同的规范化培训，主要由医疗水平较高的专科主治、主任医师来承担全科医师的教学培训工作。而多年来我国医学教育强调以疾病为中心的专科培养，使得住院医师形成以专科医疗为主体、以疾病为中心的思维方式，加之专科培训教师对全科医师的工作性质不熟悉，对全科医学生的带教较为陌生，在教学中缺乏全科医学临床思维模式，仅仅把全科医学教学当成临床各科常见病的简单组合，其结果是把全科医师培养成专科化的思维方式，而不是全科医学综合观、整体观、医疗与预防相结合、生物 - 心理 - 社会医学模式的临床思维。全科住院医师常出现缺乏健康和疾病整体观、躯体疾病与心理因素相脱节、医疗与预防相脱节等思维现象，这显然与全科医学的教育目标背道而驰。

一、急诊医师与全科医师相似之处

（1）涉及多学科、多系统和多因素的临床问题，要求医师具备综合性、整体性的临床思维。

（2）患者往往以某种症状就诊，临床资料不完整，医师对疾病的诊断工作有难度，需要清晰的临床诊断思维。

（3）部分患者因心理问题就诊，需要生物 - 心理 - 社会医学模式的临床思维。不同点在于急诊医师专长于急危重症的抢救治疗，掌握气管插管等急救技术，熟悉呼吸机等急救设备，而全科医师面对的是门诊患者。因此，全科医师的教学内容应以轻症常见病的临床思维为主，急救技术与设备为辅，并培训全科医师如何辨别患者是否为重症病例，尤其是重症肺炎、上消化道大出血、休克、急性冠脉综合征、急性脑血管意外等急危重症的临床思维能力，这些重症患者如不能紧急转院治疗并协调好转运途中的抢救措施，将严重危及患者的生命。

因此，我们考虑借鉴急诊医学的教学经验，针对全科医师的临床思维特点，制订适用于全科医师的临床教学案例，改革全科医学教学模式，将讨论式教学、情景式教学和迷你临床演练评分（mini-CEX）引入全科医师的临床教学中。

二、全科医师临床思维训练的培训方法

改革传统教学模式，将讨论式教学、情景式教学和迷你临床演练评分引入全科医师临床思维培训中。

讨论式教学是根据全科医师的专业方向、知识结构对教学内容进行设计，培养学生的独立思考能力，启发学生发言讨论，学生运用多门相关学科知识进行分析、判断、推理、综合直至得出结论，形成良好的临床思维能力。

情景式教学通过多媒体运用、实物演示、角色扮演、实践操作等手段设计教学情景，将认知与情感、形象思维与抽象思维、教与学巧妙地结合起来，充分发挥学生的主动性、创造性，改变了单纯接受知识的被动教育模式，有助于将理论知识和临床思维联系起来，提高了学生的临床思维能力。

迷你临床演练评分是美国医学继续教育认证委员会推荐的一种评价住院医师核心临床能力的评估工具。评价项目包括医疗面谈技能、体格检查技能、专业态度、临床判断、沟通技能、组织能效，整体临床胜任能力。主考医师除了观察和评价住院医师的知识、技能、态度外，考核过程中主考医师还能给住院医师实时反馈，以考代教，提高全科医师的临床思维水平。急诊教研室在对全科住院医师的教学中，每 2 周安排 1 次讨论式教学和情景式教学，每次均事先告知学生教学内容，引导学生查阅资料和参考书籍，寻找答案，启发思考，讨论教学和情景教学时发挥学生的主动性，积极发言讨论，师生互动，培养全科医师临床思维能力。每月底进行 1 次迷你临床演练评分，考核和教学功能兼备，弥补了传统临床技能考核的不足，及时反馈存在的问题，提高全科住院医师的临床思维能力。

对全科医师的临床思维培训中，应熟悉全科医师工作特点和卫生服务宗旨，针对全科医师临床思维特点，合理安排培训内容，优化课程结构，改革全科医学教学模式，将讨论式教学、情景式教学和迷你临床演练评分引入全科医师临床教学中，探索出一套适用于全科医师临床思维训练的培训方法。

三、临床医学活动中整体论医学模式的应用

医学模式是指在一定的历史时期内人们关于健康与疾病的理论框架与格局，是受当时科学技术和哲学思想影响的医学认识论。医学模式包括人体观、健康观、防治思想等多方面的内容，是人们在具体历史条件下对医学的总体的科学认识，是指导医学实践的基本理论。从源头抓起，改革医学教育模式。在医学发展过程中，曾经出现过或至今仍然存在并还在起影响作用的主要有神灵主义医学模式、自然哲学医学模式、机械论医学模式、生物医学模式。这些医学模式在特定时期内对人类的健康和医学的发展做出了不同程度的贡献。随

着医学科学的进步和人们健康需求的不断变化，医学模式本身也在不断充实、深化与发展。不同时期，居于主导地位的医学模式也不相同。近几个世纪以来，对于医学实践活动起主要作用的是生物医学模式。生物医学模式产生于 18 世纪，按照病理生理理论，用还原论方法，以疾病为中心来解释患者的健康问题，着重于识别特定疾病的特殊症状和体征，而且越来越依赖于高度技术化的诊断手段。在生物医学模式框架下现代医学（西医）发展在生命科学、临床治疗医学和预防医学三个方面都取得了巨大成就，对解决人类健康问题做出了巨大贡献。随着社会的进步，特别是随着医学科学的发展，人们对医学认识的深化和人类疾病谱与死因谱的改变，生物医学模式逐渐暴露出它的片面性和局限性。这种忽略人的整体性和社会性的医学模式指导下的医学实践活动已不能满足人们的健康需求。20 世纪 70 年代以来，生物医学模式开始逐步向整体论医学模式（生物 - 心理 - 社会医学模式）过渡。整体论医学模式是在生物医学模式基础上发展而来，但它不是对生物医学模式简单的细枝末节的“修补”，也不是将心理、社会因素与生物因素简单叠加。两者最根本的区别在于，整体论医学模式是在系统论指导下来认识健康与疾病的，以人为中心，强调功能恢复。在这一点上，可以说两种医学模式是完全对立的。因此，生物医学模式与整体论医学模式之间难以实现自然过渡，应采取多种措施全方位推进整体论医学模式在医学尤其是在临床医学活动中的应用。

（一）从源头抓起，改革医学教育模式

生物医学模式在人类与疾病做斗争的过程中发挥了重要作用，不仅促进了人类的健康，也推动了现代医学科学的发展。至今，生物医学模式还有着强大的生命力和巨大的影响力。对于接受西医学教育的医师而言，生物医学模式的各种观点、思想有着不可替代的地位，由此形成的临床医学活动中的思维方式、行为模式根深蒂固、难以改变。医学生是未来的临床医师，是未来医疗队伍中的主力军。从源头抓起，改革医学教育模式，使他们能够理解、接受并践行整体论医学模式的理论、观点，对于整体论医学模式的推广和应用有着非常重要的意义。首先，在教育方式上，从“以传授技术为主”向“全方位立体教育”转变。在生物医学模式下，医学教育以传授技术为主，强调临床操作标准化、临床技能熟练化，以实现快速、高效地诊断并消除病因为目标，却忽略了对学生“人文知识”的教授，导致学生眼中只有“病”，没有“人”。学生在临床实践中，强调“病灶”治疗，没有考虑到心理、社会因素对患者的影响，对患者缺乏“人文关怀”。某些疾病的诊治，从技术上看无懈可击，但却给患者和家属带来不必要的痛苦和后续烦恼。新的医学模式涉及生物科学、心理学和社会科学领域，这是自然科学和社会科学在发展中相互渗透、相互融合的结果。在整体论医学模式指导下的医学培养，不仅要注重医学专业知识、技能教育，还要注重相关社会科学知识的教育，要使学生在医学实践活动中能够自觉地将专业知识与患者个体的实际情况相结合，制订最佳的治疗方案。其次，在教育内容上，从“以专科为主”向“全科教育”转变。传统的医学教育分科较细，学生只掌握专业范围内疾病的诊治，对其他疾病的诊治则了解不多；注重对疾病本身的治疗，对于疾病的预防、康复、健康教育等方面关心、投入较少。学生综合能力相对较弱，难以从整体上把握患者的情况。进行全科教育的目的，是让学生能够将知识融会贯通，从整体上把握患者情况，并能够为患者提供必要的相关服务，如心理辅导、疾病预防、康复等，最大程度实现患者的功能恢复。

（二）大力推行社区卫生服务

生物医学模式对医学发展产生的重要影响之一就是专门的医疗机构——医院的形成。以医院治疗为主要医疗服务模式，使医疗服务在很大程度上被局限在治疗阶段，在预防、康复上难以发挥更大的作用。另外，以医院为诊疗地点，医师坐等患者上门求诊，难以全面了解患者的生活、学习、工作环境，无法考察社会、心理因素对疾病的影响，不利于疾病的治疗和患者的康复。随着慢性病、心身疾病的增加，生物医学模式的上述弊端就更加明显。整体论医学模式强调卫生服务目标的系统观，从局部到全身，从医病到医人、从个体到群体、从原有的生物医学范畴扩展到医学和心理学的广阔领域，即医疗服务的“四扩大”：从治疗服务扩大到预防服务、从生理服务扩大到心理服务、从技术服务扩大到社会服务、从院内服务扩大到社区服务。这一理念与社区卫生服务“以患者为中心，以家庭为单位，以社区为范围”的服务模式相吻合。社区卫生服务是利用全科医学的理论与实践，建立一种新型的医患关系，把家庭及个人遇到的大部分健康问题解决在社区。社区卫生服务打破了传统的医院医疗服务的种种限制，走进社区、走入家庭，能够全面、真实地掌握社区居民的健康状况及健康需求；集医疗、预防、保健、康复、健康教育、计划生育六大功能于一体，能够提供一种全方位、整体性、连续性和人格化的健康服务。由此可见，社区卫生服务是整体论医学模式的理论、观点应用于实践的一个典型范例。

（三）促进心理咨询和心理治疗在临床医学中的应用

在不同的医学模式下，人们对于健康和疾病有着不同的认识。整体论医学模式对于健康也有其特定的认识。世界卫生组织在1948年为健康下了一个定义：健康不仅仅是没有疾病和不虚弱，而是指身体的、心理的、社会适应的完好状态。这就是说，在考虑健康和疾病时，应该将人体作为一个整体来看待，既要考虑人的生物构成，也要考虑其生活的家庭、社区、社会等环境；既要考虑人的生物属性，也要考虑人的社会属性、心理环境。因此，心理咨询和治疗在疾病治疗中必不可少。对于不同疾病而言，心理治疗所起的作用是不同的。对于心身疾病而言，心理因素与疾病产生密切相关并且在疾病发展过程出起主导作用，单纯使用生物医学的疗法“治标不治本”，配合心理治疗才能彻底治愈疾病。对于其他疾病而言，在通过药物、手术等方法治疗疾病的同时运用心理治疗、心理咨询等手段，改变患者的认知活动，调动其积极性以配合医师治疗，才能获得更满意的疗效。另外，在疾病的康复阶段，更要重视心理治疗，以期最大限度地促进患者的心理健康，恢复患者的社会功能。

（四）促进中医学的发展

中医学有着几千年的悠久历史，是中国人民在长期与疾病做斗争中总结出来的极为丰富的经验，是在古代唯物论和辩证法思想的影响和指导下，通过长期医疗实践逐步形成并发展起来的独特的医学体系。中医学以“辨证施治”为特色，强调人体整体的功能状态，其整体观和“以人为本”的思想与整体论医学模式有着相通之处，同全科医学也有着共同的哲学基础和思维方式。辨证施治既是中医学的精髓，也是中医认识疾病的重要手段。因此，中医可以提供高度个性化的医疗服务；在疾病治疗过程中“以人为中心”，从生理、心理、社会诸多方面去考虑解决患者的问题，这些都与整体论医学模式的理念相符合。同时，中医药具有“简、便、廉、验”的特点，容易进入社区，进入家庭。中医药对慢性病、老年病和保健养生都有很好的效果，在社区可以开展针灸、刮痧、理疗、非药物治疗、家庭护理等。此外，中医对健康人群和亚健康人群的保健问题有一套行之有效的方法，可在社区医疗、预防、保健、健康教育、康复等多方面发挥作用。中医学适应医学模式的发展，能够满足人们对健康的需求，具有良好的发展前景。从某种意义上说，大力推动中医学的发展、促进中医学与全科医学的结合，是推进整体论医学模式在临床应用的重要途径之一。

（五）转变医学评价方式

健康状态从身体、心理和社会三个方面来描述人的功能状态，相应地，医学评价（健康评价、疗效评价、质量评价）也应该是对这三个因素的综合评价。这样的评价方式才是真实的、客观的、全面的。传统的评价方式单单反映生理方面的指标。如质量评价，常以治愈率、病死率、好转率作为衡量指标，忽略了生命质量的改善程度，与整体论医学模式的观点是相悖的。只有改变传统的医学评价方式，才能促使医师在医疗活动中转变观念和行为，用整体论医学模式的理论来指导自己的实践。这样，才能推进整体论医学模式在临床医学活动中的应用。生物医学模式时期现代医学对于人类健康所做出的贡献不可埋没，今后现代医学的发展还必将继续。然而，医学模式的改变并不会就此停滞。整体论医学模式是适应现代社会发展和人们健康需求的一种全新的医学模式，是指导人们医学实践活动的正确理论，在实践中的推广和应用是大势所趋。整体论医学模式的应用涉及临床医学活动中的各个环节，是一项系统工程，需要大家的协同努力才能真正实现。

第5章

城市社区卫生服务

城市社区卫生服务是国家卫生体系的重要组成部分。城市社区卫生服务具有公共性和企业性双重特性，公共性体现出城市社区卫生服务机构的非营利性，承担着民众健康的保障工作；企业性表现为城市社区卫生服务机构的经济组织特征，通过提供基本医疗和公共卫生服务产生收益，以保证机构的正常运转。为充分体现城市社区卫生服务的公共性，需要在制度的顶层设计上进行调整，改变目前对于非政府举办的社区卫生服务机构的政策差异，实行全国统一的管理政策和办法，打破行业壁垒和隶属关系，采用人、财、物的统一管理，统收统支，收支两条线，由政府承担起社区卫生服务的全部费用，同时要加强监管，完善绩效考核体系，以居民健康指标为主要目标，引导社区卫生服务工作真正转移到维护居民健康上来，从根本上改变医疗卫生机构进入市场后的医疗卫生服务市场失灵现象。城市社区卫生服务工作的重点内容之一，就是落实首诊负责制和双向转诊制度，建立社区卫生服务机构与大医院之间分工协作、覆盖全面、双向转诊、分级医疗的城市医疗服务体系，建立适合我国国情的“守门人”制度，发挥社区卫生服务机构的医疗“守门人”和医保“守门人”的作用。

我国的城市社区卫生服务伴随着新医疗体制改革的进程得到了快速发展，一个新的医学学科——全科医学在我国得到了发展，发展社区卫生服务是深化卫生体制改革，建立与社会主义市场经济体制相适应的城市卫生服务体系，是满足人民日益增长的医疗卫生服务需求、提高民众健康水平的重要保障。

第一节　城市社区卫生服务概述

城市社区的概念，理论上指的是“一种地域性社会生活的共同体”。有学者将我国城市社区构成划分为两部分：一部分是功能社区，主要由企业、事业单位和机关、学校构成；另一部分是生活社区，由机关和企业、事业单位的家属宿舍区和一般居民区构成，其中一般居民区是指一个居委会所辖区。王梅、黄奕祥提出：我国城市基层社区组织模式是以街道和居民委员会为基本组织形式，创始于新中国成立之初，原本是作为我国单位体制的一种附属物或补充物而形成和发展起来的。从20世纪50年代到80年代初，我国城市街、区组织多次变动，但作为单位体制的附属物或补充物而存在的这种基本性质总的来说却始终未发生根本性变化。所以，在我国实际上城市社区是指经过社区体制改革后做了规模调整的居民委员会辖区。

但实际上，社区本身并不是一个硬性概念，可以从不同角度进行理解。它可以是一个地理概念，也可以是一个社群概念，还可以是一个侧重行动或功能的概念，在这一点上，社区的意义“在于自行发现其共同的利益及需要与自求解决的方法。”它的含义接近哈贝马斯所说的以交往行为为主的交往共同体，其特点是互惠、互依、互利和信任。也正是基于社区的这一特点，它既是新的管理模式的基石，又是公民自我治理的传统场所。所以从这个意义上讲，社区还是一种治理模式，指不同于政府的控制模式和市场的竞争模式，强调平等对话和参与合作的一种新的管理方法。从国家卫生服务视角来看，这里的“社区”又包含着一种不同于传统上提供卫生服务方法和模式的意义。

一、城市社区卫生服务的概念

城市社区卫生服务的概念起源于 20 世纪 40 年代的英国。一般来说，社区卫生服务是指在特定社区内，发现并解决其存在的卫生问题的制度安排和实践措施。社区卫生服务是社区建设的一部分，在政府、社区及上级医疗卫生机构的共同参与下，以基层医疗卫生机构为基础，全科医师为骨干，合理利用社区医疗资源和技术，以家庭为单位、社区为范围、居民的健康需求为中心，以老、幼、病、残、孕等居民为重点，以解决社区主要医疗卫生问题和满足社区居民的医疗卫生需求为目的，融合预防、保健、医疗、健康教育于一体的综合性、便捷性、连续性的管理或实施行为。

与之相类似的，在众多相关文献中，研究者都采用了我国卫生部等 10 部委 1999 年在《关于发展城市社区卫生服务的若干意见》中对社区卫生服务（CHS）的定义。鲁文勇根据这一定义总结的城市社区卫生服务的特点如下。

1. 强调了社区卫生服务的主体，就是基层卫生机构，就是社区卫生服务中心（站），服务的场所必须在社区，以社区为范围。

2. 服务的目标必须以社区居民“需求”（demands）为导向，而不是传统的以“需要”（needs）为导向，这是在经济学意义上对概念的更加专业的界定。

3. 所提供的服务内容不仅仅是疾病的医疗，还应该是集防、治、保、康、教、计划生育技术指导为一体的全方位服务。

4. 服务必须是居民在经济上能够承担且能够方便地接受。

5. 社区卫生服务的提供者主要是直接在社区工作的医疗与预防相结合的社区全科医师（general practitioner，GP）。社区卫生服务与传统卫生服务之间的区别主要体现在服务对象、服务方式、服务范围、服务人员、组织体系等方面。社区卫生服务与一般医院医疗不同的是，社区卫生服务的对象是全体社区居民，包括身体出现疾病的人和身心健康的人、已就诊的人和未就诊的人。

回顾我国社区卫生服务发展历程，主要经历了 1997—2000 年的试点阶段、2001—2005 年的框架建立时期、2006 年至今的机制建设和快速发展时期。我国社区卫生服务的发展阶段为萌芽阶段、起步阶段、自我发展阶段、成熟阶段和更高级阶段，我国社区卫生服务处于起步阶段后期与自我发展初期这一双重阶段，具体表现为服务能力、服务人员观念、资源配置水平、补偿机制等方面的不成熟。

对于一般的医疗卫生发展规律来说，发展城市社区卫生服务是现代医疗卫生事业的大势所趋。随着医疗卫生事业的发展，医疗服务"以医疗为中心"正向着"以患者为中心"转变，医院由医疗型向着临床 - 预防 - 康复型转变，医学模式正由"生物医学模式"向着"生物 - 心理 - 社会医学模式"转变。可以说社区卫生服务是适应医学模式转变而产生的，是整体医学在医学实践中的体现。

目前我国卫生资源稀缺，但要支撑占世界 1/5 还要多的人口的医疗卫生服务。这一国情决定了在城市卫生工作中必须寻找一种成本低、效果好的卫生服务提供方式，用有限的资源实现卫生服务职能。国内外长期的实践证明，积极发展社区卫生服务，以社区卫生服务为基础，形成社区卫生服务与区域卫生服务合理分工的卫生服务体系，是提高卫生服务整体效能、节省成本支出的重要途径。

关于论证社区卫生服务必要性的研究，从战略管理的"钻石模型"角度分析指出，虽然社区卫生服务内外部存在众多问题，但仍符合社会发展规律，并必将成为社区居民日常生活中必不可少的一个活动单位。有关学者运用增长上线基模分析了江西省卫生发展的制约因素，其中包括资源配置不合理、老龄化、疾病谱变化及病源集中于大中型医院，也就此论证了要促进发展卫生事业就必须大力发展城市社区卫生服务。有关学者对我国城市社区卫生服务机构与医院的卫生资源利用效率进行了比较，虽然与城市医院相比，城市社区卫生服务的投入水平仍比较低下，但得出了城市社区卫生服务机构的资源利用效率较高的结论。

从卫生公平的角度论证发展城市社区卫生服务的迫切性。有关学者认为社区卫生服务必须围绕科学发展、机制保障、构建整体、以人为本、关注弱势的核心，才能有效改善公平，使群众分享经济社会文明进步的卫生资源成果。从基本医疗服务均等化角度，提出了社区卫生服务的重要价值与地位，认为社区卫生服务是平衡效率与公平、实现基本医疗服务均等化的重要举措，同时也是推进医疗卫生改革的突破口。

于丽华主要从慢性病治疗角度指出城市社区卫生服务的重要性，它不仅可以缩短救治患者所用的时间，还能够帮助居民建立正确的生活方式，普及健康保健知识，从而做到预防疾病的发生。

二、城市社区卫生服务的性质

学界的主要观点认为城市社区卫生服务的性质是公共产品，属于公共服务范畴。从社区卫生服务的发展阶段分析，认为社区卫生服务是卫生服务体系的初级阶段，属于公共服务的范畴，其公益性质不可动摇，保证社区卫生服务的公益性非常重要，因此，有学者强调社区卫生服务作为公共服务必须由政府提供，但提供的形式可以有多种渠道。城市社区卫生服务供给的产品主要包含三部分：社区公共卫生、基本医疗和基本预防，其产品在具有公共产品特征的同时还具有介于公共产品和私人产品之间的特征，所以他认为大多数社区卫生服务产品可以看作是属于准公共产品的范畴。

除此之外，陈起坤对社区卫生服务进行了细分，认为社区卫生服务包括公共卫生服务和基本医疗服务。其中，公共卫生服务包括健康教育、计划生育技术服务、传染病防治等内容，属于公共产品。而基本医疗服务由于具有消费的排他性和竞争性，属于准公共产品，但由于其具有很强的外部性，所以由公共部门提供。

城市社区卫生服务是城市公共服务的重要组成部分，同时还对公共卫生服务与基本医疗服务的性质差别做了阐述。虽然公共卫生服务与基本医疗服务都由政府提供，但在具体经营与运作模式上，还应该采取有差别的做法。

对政府职能、角色、责任的研究都是试图探明在城市社区卫生服务工作中政府的定位，即政府应该在什么位置上促进城市社区卫生服务的发展。郭娅娟将社区卫生服务体系生命周期划分为建设期、成长期、成熟期三个阶段，分别探讨了这三个阶段地方政府所扮演的角色。在建设期，地方政府发挥领导者、规划者、建设者、审批者和管理者的作用；在成长期，地方政府扮演建设者、政策制定者、协调者、制度创新者和监控者的角色；在成熟期，地方政府应考虑引入市场机制或非政府组织等方法降低成本，提高社区卫生服务体系效率。

第二节　城市社区卫生服务在全科医学中的应用

一、我国城市社区卫生服务工作的展望

虽然我国的城市社区卫生服务得到了快速发展，但是存在的问题仍然较多。全科医学的目的不仅仅是要对抗疾病和死亡，而且要提高生命质量和预防早死。围绕这一目的，医务人员必须能够理解患者、服务患者、满足患者的需求，使医学更好地服务于人类社会。

“健康权是一项基本人权”，健康和医疗保健服务已成为敏感的政治问题和社会问题。建立覆盖城乡居民的基本医疗保健制度，实现“人人享有基本卫生保健”就是本轮医疗体制改革的目标，这是涉及筹资体系、服务体系、管理体系的综合改革。在城市社区卫生服务工作中，基本医疗卫生保健制度的完善要由政府主导，以城市社区卫生服务机构为主力军，向全体居民提供公共卫生服务和基本医疗服务。保障国民基本健康权益，确保全体居民“公平”享有“基本卫生服务”。要让全体居民能享有与社会经济发展水平相适应的国家、社会、个人负担得起的基本卫生保健。

社区卫生服务工作强调以人群健康为中心，以社区为范围，以家庭为单位，以需求为导向，以便利、低价、快捷为手段，提供医疗、预防、保健、康复、计划生育指导和健康教育六位一体的终身服务。何冬梅总结了我国近 10 年来社区卫生服务的发展历程，并与国外社区卫生服务发展进行了对比分析，提出了改进与发展我国城市社区卫生服务的四点建议：①加大国家调控力度，逐渐增加国家在社区卫生服务中的资金投入和资源配置；②建立以家庭为核算单元的社会医疗保险制度，扩大医疗保障覆盖面并降低低收入家庭的

医疗费用支出；③建立社区卫生服务机构与医院之间的双向转诊制度，解决看病难的问题并提高卫生资源的利用效率；④加强社区卫生服务人员特别是全科医师的能力建设，通过系统的技术培训提高社区从业人员的业务水平，使社区全科医师担当医疗“守门人”，这样不但会促进卫生服务质量的提高，同时还会提高公众对社区卫生服务机构的认可度，促进社区卫生服务的良性发展。

伴随着医疗改革的不断深入，城市社区卫生服务工作也将不断完善，要把社区卫生服务作为医疗体制改革的突破口，重点推进，彻底解决群众看病难、看病贵等问题。加强“分级分工医疗制度”和“城镇医保人员就医试行社区首诊、双向转诊制度”的落实，缩小或消除大医院和社区卫生服务机构在管理与防治常见病、慢性病等方面的差距，充分发挥社区卫生服务机构在公共卫生体系中的基础性作用，使居民放心在社区就医，促使患者合理分流和分级管理。真正形成“小病在社区，大病进医院，康复回社区”的格局。

二、对国内外已有研究的评价

目前，国内外有关城市社区卫生服务发展的研究已经取得了许多积极的成果，主要表现在：①对城市社区卫生服务的含义及特征做了比较深入的研究；②对城市社区卫生服务发展的模式、资源与管理瓶颈及运行过程中的难题做了较为系统的分析；③对城市社区卫生服务发展中的政府职责做了一定的探讨，并从政策完善、机制建设等方面提出了促进城市社区卫生服务发展的一些思路。应该说，已有成果为研究我国城市社区卫生服务发展提供了有益的素材与探索空间，在上述研究成果基础上，完全有可能推进研究的深入。

不过，从推进理论深入的角度来看，已有的研究又存在着如下的不足，有待进一步探索：①对城市社区卫生服务的公益性认识尚不完全一致，因而在城市社区卫生服务发展的目标定位方面仍存在着模糊认识，影响着我国城市社区卫生服务的未来发展；②对如何破解我国城市社区卫生服务发展瓶颈的大思路方面也未能达成共识；③对全科医学的认识比较混乱，进而导致对城市社区卫生服务机构的认识混乱，直接影响着城市社区卫生服务的发展。

三、社区的含义

关于社区的定义较多，美国社会学家希拉里曾经总结出了 94 种不同的定义，社区的基本要素包含了区域范围、共同纽带和社会交往。社区的概念首先是德国社会学家滕尼斯于 1883 年提出的，指的是由共同生活的同质人口组成，向往共同的价值、关系密切、守望相助、防御疾病、富人情味的共同体。如今的社区是指集中在固定地域内的家庭间相互作用所形成的社会网络。社区理论起源于 1887 年滕尼斯的著作《社区与社会》(*Gemeinschaft and Gesellschaft*)，之后逐步出现了类型学理论、芝加哥学派、林德的《中镇》为代表的整体研究，亨特、道尔等出版了《社区权力结构》，关于社区的相关研究不断深入，指导着人们对社区的认识和管理。

社区由 4 个要素构成。第一个是人，社区是由聚集与互动、相互满足彼此之间需求的人所组成，形成利益互惠与生活维持的团体；第二个是地域，社区一般是以地理范围来界定疆界的大小，在我国常以小区、街坊、居委会、街道办事处为划分范围；第三个是社会互动，由于在食、衣、住、行、育、乐等生活上的相互联系，社区内居民彼此互动，产生依赖与竞争等关系，形成社区不同的社会系统，发挥协调功能，满足居民生活的必需；第四个是社区认同，社区居民之间形成相互认可的习惯，在社区内互动，以社区的名义与外界沟通，形成自己的社区防卫系统，产生“归属感”及“社区情结”。

1974 年世界卫生组织结合社区卫生护理界专家的共同界定，给出了适用于社区卫生服务工作的社区定义，即“一固定地理区域范围内的社会团体，其成员有着共同的兴趣，彼此认识且互相来往，行使社会功能，创造社会规范，形成特有的价值体系和社会福利事业。每个成员均经由家庭、近邻、社区而融入更大的社区。”

中国的社区实践是从 20 世纪 90 年代开始的，由于公有制企业改革导致原有“单位管理”的城市基层社会的管理体制变革，“社区管理”因此应运而生。我国的社区实际上是以行政单元划分的，社区在农村指的是行政村或自然村，在城市是指街道办事处辖区或居委会辖区以及一些社区委员会辖区。人们在农村社区除了存在地域特征外，还较多地保留着人们的相互联系和交往。当前伴随着城市的发展，在城市社区因管理的需要而人为地确定了社区的范围，但社区居民对社区的概念逐渐淡漠，缺乏相互的沟通和认同，因此带来了诸多社会问题，许多居民对自己居住了多年的城市开始感到陌生和困惑，社区的功能已出现部分丧失，更多的只是地域、物质上的共享，缺少了社会和情感交流，社区成为一种符号。中国的社区概念与学术研究的社区概念存在差异，李晓非提出应该严格区分“社区研究”中的社区和“中国社会实践”中的社区，避免概念和表述上的混乱。

我国城市社区卫生服务工作是以社区为基础的，在开展基本医疗和公共卫生服务时也是按照目前中国社区实践的社区概念划分的。社区卫生服务机构的设立以政府街道办事处和居委会行政管辖范围来规划。在社区卫生服务工作中包含着完善社区除地域以外的其他内涵，发挥联系社区居民的纽带和桥梁作用。

城市社区卫生服务运用全科医学的理论，全科医学是一个综合性临床医学二级学科，面向社区和家庭，整合临床医学、预防医学、康复医学及人文社会学科于一体。全科医学的范围包括不同性别和各年龄段人群的所有健康问题，其主旨是强调以人为中心、以家庭为单位、以社区为范围、以整体健康维护与促进为方向的长期综合性、负责式照顾，并将个体与群体健康融为一体。

全科医学的目的不仅是对抗疾病和死亡，还是提高生命质量和预防早死。围绕这一目的，医务人员必须理解患者、服务患者、满足患者的需要，使医学真正成为服务于人的科学。全科医学研究对象包括诊断、医疗、康复和预防等社区常见健康问题，以人为本、以健康为中心，满足社区居民的健康需要。家庭的健康问题是以家庭为单位，理解家庭和个人之间的关系及对健康的影响。

全科医学将医学看作一个整体，把患者及其健康看成一个整体，为患者及其家庭、社区提供整体性服务。用系统性理论和整体理论的方法理解人群和患者的健康问题，注重患者及其健康问题的背景和关系，采取整体生物 - 心理 - 社会医学模式。采取以人为本、以健康为核心、以家庭为单位、以社区为范围、以预防为导向的服务方法，强调团队合作和人际交流等技术。主动为居民提供连续性、综合性、个体化的医疗卫生服务。全科医学注重人胜于疾病，注重伦理胜于疾病诊断，注重满足患者需要胜于疾病治疗。在强调技术水平的同时，十分注重服务艺术的重要性。全科医学与临床专科不同，临床专科是在一定领域范围内不断向纵深发展，是深度上的医学专科；而全科医学是在一定领域范围横向发展，是范围宽广的临床医学专科，它是适应于基层医疗、初级卫生保健、社区卫生服务的医学专科。

四、基本医疗服务与公共卫生服务的内容

基本医疗服务（basic medical service/basic medical care）目前尚无较统一的标准，大多数学者认为，基本医疗服务是指由国家基本医疗卫生制度所规定的，与筹资水平相适应的，体现社会公平所必需的诊断和治疗服务，以财政和社会保险筹资为主，使全体居民都能支付得起。其含义是指医疗保险制度中对民众最基本的照顾和治疗，也就是民众必需的、政府财力与个人能支付得起的医疗服务。基本医疗服务的核心内容包括基本设施、基本项目、基本药物和适宜技术。“基本”就是旨在关注最普遍的健康问题，运用适宜的技术和药物服务医疗。基本医疗服务要与国情相符合，要保证公平性，即基本医疗服务的均等化，保障民众有病可医的基本需求，并且随着经济发展逐步提高保障水平。

目前，我国基本医疗服务就是基本医疗保障制度面向参保人员提供的医疗服务。参照发改委有关医疗保险政策的要求和标准，各地制定了参保人员看病就医及享受医疗保险待遇的“三个目录”，即《基本医疗保险和工伤保险药品目录》《基本医疗保险诊疗项目》《基本医疗保险医疗服务设施范围》。其目的是界定基本医疗保险待遇范围，保证参保人员在患病时能得到目前条件下所能提供的、能支付得起的、适宜的治疗技术和医疗服务，为参保人员提供基本的医疗保障；控制基本医疗保险基金支出，使有限的基本医疗保险基金发挥最大的效用；强化医疗服务管理。

基本医疗保险药品目录是为了保障职工基本医疗用药，合理控制药品费用，规范基本医疗保险用药范围管理而制定的。药品目录分为甲类和乙类，甲类药品是临床治疗必需，使用广泛，疗效好，同类药品中价格低的药品，费用不需要个人承担；乙类药品是可供临床治疗选择使用，疗效好，同类药品中比甲类目录药品价格略高的药品，该类药品需要个人承担 20% 的费用。基本医疗保险诊疗项目符合条件的各种医疗技术劳务项目和采用医疗仪器、设备与医用材料进行的诊断、治疗项目，包括临床诊疗必需、安全有效、费用适宜的诊疗项目；由物价部门制订收费标准的诊疗项目；由定点医疗机构为参保人员提供的定点医疗服务范围的诊疗项目。基本医疗保险医疗服务设施范围包括由定点医疗机构提供的，参保人员在接受诊断、治疗和护理过程中必需的生活服务设施。

城市社区卫生服务中非常重要的内容之一就是公共卫生服务，关于公共卫生（public health）的概念，1920 年耶鲁大学 Winslow 教授指出：公共卫生是防治疾病、延长寿命、改善身体健康和技能的科学和实践。公共卫生通过有组织的社会努力改善环境卫生，控制地区性的疾病，教育人们关于个人卫生的知识、早期诊断和预防治疗，并建立一套社会体制，保障社会中每个成员都能享有维持身体健康的社会水准。其工作范围包括改善环境卫生、

控制传染病、进行个体健康教育、组织医护人员对疾病进行早期诊断和治疗，发展社会机制，保证每个人都足以维持生活水平和实现其健康出生和长寿。这个定义于1952年被世界卫生组织接受，世界卫生组织健康促进与教育部Hona Kick-busch将公共卫生定义为“促进健康的科学与艺术”“公共卫生具有生态观、多学科的范围及跨部门合作的策略。目标在于通过群体组织共同努力提高社会的健康水平”。英国学者将公共卫生定义为“社会有组织地预防疾病、延长寿命、促进健康的科学与艺术”。这一定义是建立在社群主义的思想上的。社群主义既承认个人人权，也承认人类生存的社会空间，认为个人的自由是建立在自尊与尊重他人的基础之上的，个人也要承担责任。美国城乡卫生行政委员会对公共卫生的定义是：“通过评价、政策发展和保障措施来预防疾病、延长人的寿命和促进人的身心健康的一门科学和艺术。”

2003年7月，在国务院召开的全国卫生工作会议强调：“公共卫生就是组织社会共同努力，改善环境卫生条件，预防控制传染病和其他疾病流行，培养良好卫生习惯和文明社会方式，提供医疗卫生服务，达到预防疾病、促进人民身体健康的目的。”同时提出政府在公共卫生建设中的作用主要是“通过制定相关法律、法规和政策，促进公共卫生事业发展；对社会、民众和医疗卫生机构执行公共卫生法律法规实施监督检查，维护公共卫生秩序；组织社会各界和广大民众共同应对突发公共卫生事件和传染病流行；教育群众养成良好卫生习惯和健康文明的生活方式；培养高素质的公共卫生管理和技术人才，为促进人民健康服务”。

从这些不同的公共卫生定义中我们可以发现，现代公共卫生有着非常丰富的内涵和广泛的外延，其基本特点可以概括为以群体为主要工作重点，最终目标是促进全社会成员健康，提高生命质量，特别是延长健康期望寿命。它的实质是公共政策必须得到政府强有力的领导和组织实施，始终是一个社会问题而非技术问题，实施涉及社会的方方面面，应加强预防保健、医疗结合和多部门参与，强调社区的广泛参与；应有受过良好教育和多学科背景的公共卫生队伍作为支撑。我国公共卫生建设遵循的原则是确定我国公共卫生建设的内容和重点，必须从我国长期处于社会主义初级阶段的基本国情出发，从我国公共卫生面临的突出问题出发。随着我国经济发展、人口结构变化、城镇化进展，以及有关专家预测的未来20年内小康社会状况，我国目前和未来主要对应的公共卫生问题，应该是一些与人群健康密切相关的问题，如感染性疾病和慢性病的控制，烟草的控制，健康教育与健康促进和卫生服务等。

公共卫生服务体系（public health service system）是指以执行公共卫生事务为主要职责的协调组织结构。我国的公共卫生服务体系包括突发公共卫生事件应急机制、疾病预防控制体系和卫生执法监督体系、农村卫生保健体系及其他相关配套体系。这个体系由不同的机构组成，其中城市公共卫生服务体系包括不同级别的疾病预防控制机构、妇幼保健机构、健康教育机构、卫生执法监督机构、血液中心、部分传染病防治机构等。我国城市二级卫生服务体系中明确指出，在公共卫生服务体系中，上级为城市预防保健中心，下级为社区卫生服务机构。因此，在我国城市公共卫生服务体系中，各级公共卫生机构按照级别不同，组成公共卫生服务体系的金字塔，塔顶为国家级机构，塔底为社区卫生服务机构。

五、城市社区卫生服务的内涵与功能

城市社区卫生服务是医疗卫生服务体系和社区建设的重要组成部分，是在各级政府的领导下，以基层医疗卫生机构为主体，以健康为中心，以家庭为单位，以社区为范围，以需求为导向，以解决社区主要卫生问题、满足基本卫生服务需求为目的，以妇女、儿童、老年人、慢性病患者、残疾人等为重点，融预防、医疗、保健、康复、健康教育、计划生育技术服务等于一体的有效、经济、方便、综合、连续的卫生服务。

2006 年国务院下发的《关于发展城市社区卫生服务的指导意见》中指出："社区卫生服务是城市卫生工作的重要组成部分，是实现人人享有初级卫生保健目标的基础环节。大力发展社区卫生服务，构建以社区卫生服务为基础、社区卫生服务机构与医院和预防保健机构分工合理、协作密切的新型城市卫生服务体系，对于坚持预防为主、防治结合的方针，优化城市卫生服务结构，方便群众就医，减轻费用负担，建立和谐医患关系，具有重要意义。"城市社区卫生服务的基本原则为：①坚持公益性质，注重医疗卫生服务的公平、效率和可及性；②坚持政府主导，积极鼓励社会的参与，多渠道发展社区卫生服务；③坚持区域卫生规划，立足于调整现有卫生资源，辅以改扩建和新建，健全社区卫生服务网络；④坚持基本医疗和公共卫生并重，中、西医并重，防治相结合；⑤坚持因地制宜，探索创新，积极推进社区卫生服务工作（表 5-1）。

表 5-1　城市社区卫生服务的功能

文件	内容	时间
《关于印发城市社区卫生服务机构设置原则等三个文件的通知》	社区卫生服务中心 17 项基本功能：社区调查；慢性非传染性疾病管理；免疫接种和传染病防控；中西医药及技术运用；急救服务；家庭保健服务；会诊、转诊服务；临终关怀服务；精神卫生服务和心理卫生咨询服务；重点人群保健服务；康复服务；健康教育与健康促进；计划生育服务；个人与家庭健康管理；信息资料管理；社区社会工作；其他适宜的基层卫生服务。社区卫生服务站 13 项基本功能：社区调查；免疫接种和传染病防控；常见病、多发病诊疗和慢性病管理；院外急救；家庭服务；双向转诊；重点人群保健；康复服务；健康教育与心理咨询；计划生育咨询；个人与家庭健康管理；社区社会工作；其他适宜的基层卫生服务	2000
《城市社区卫生服务基本工作内容（试行）》	社区卫生服务的 13 条基本工作内容：社区卫生诊断；健康教育；传染病、地方病、寄生虫病防治；慢性非传染性疾病防治；精神卫生；妇女保健；儿童保健；老年保健；社区医疗；社区康复；计划生育技术服务；开展社区卫生服务信息的收集、整理、统计、分析与上报工作；根据居民需求、社区卫生服务功能和条件，提供其他适宜的基层卫生服务和相关服务	2001
《城市社区卫生服务机构管理办法（试行）》	社区卫生服务机构 12 项公共卫生服务：卫生信息管理；健康教育；传染病防控；慢性病预防控制；精神卫生服务；妇女保健；儿童保健；老年保健；残疾康复指导和康复训练；计划生育技术服务；协助处置辖区内的突发公共卫生事件；政府卫生行政部门规定的其他公共卫生服务。社区卫生服务机构 6 项基本医疗服务：一般常见病、多发病诊疗、护理和诊断明确的慢性病治疗；社区现场应急救护；家庭出诊、家庭护理、家庭病床等家庭医疗服务；转诊服务；康复医疗服务；政府卫生行政部门批准的其他适宜医疗服务	2006

续表

文件	内容	时间
《国家基本公共卫生服务规范（2011 年版）》	国家基本公共卫生服务 11 项内容：城乡居民健康档案管理；健康教育；预防接种；0～6 岁儿童健康管理；孕产妇健康管理；老年人健康管理；高血压患者健康管理；2 型糖尿病患者健康管理；重性精神疾病患者管理；传染病及突发公共卫生事件报告和处理；卫生监督协管服务规范	2011
《示范社区卫生服务中心参考指标体系》	机构管理：机构环境（机构布局、服务环境）、人力资源管理（人员配置、人员绩效考核、人员培训）、财务资产管理（财务综合管理、预算管理、资产管理、收支管理）、药品管理（一般药品管理、特殊药品管理、基本药物配备）、文化建设（工作制度、医德医风）、信息管理（信息公开、信息化建设）、服务模式（社区参与、协同服务、主动服务、责任制服务） 公共卫生服务：居民健康档案管理（健康档案建档率、健康档案合格率）、健康教育（健康教育计划和总结、健康教育活动）、预防接种（建证率、疫苗接种率）、传染病报告和处理服务（传染病疫情报告、重点传染病管理）、卫生应急管理（突发公共卫生事件应急准备与处理、突发公共卫生事件信息报告）、0～6 岁儿童健康管理（新生儿访视率、儿童健康管理率、儿童系统健康管理率）、孕产妇健康管理（早孕建册率、产前健康管理率、产后访视率）、老年人健康管理（老年人健康管理率、健康体检表完整率）、高血压患者健康管理（高血压患者健康管理率、高血压患者规范管理率、管理人群血压控制率）、2 型糖尿病患者健康管理（糖尿病患者健康管理率、糖尿病患者规范健康管理率、管理人群血糖控制率）、重性精神疾病患者管理（重性精神疾病患者管理率、重性精神疾病患者规范管理率）、卫生监督协管服务、计划生育技术指导咨询服务 基本医疗服务：医疗工作效率（机构工作人员年均门急诊人次数）、医疗质量（医疗文书合格率、护理质量、检验质量、院内感染管理）、合理用药（抗生素处方比例、静脉点滴处方比例）、医疗费用（门诊次均诊疗费用）、康复服务（场所、人员及相关设备、设施，康复服务，残疾人管理）、中医治未病（中医药健康教育、重点人群中医药健康管理）、中医医疗服务（中医药适宜技术服务、中医连续性管理服务、中医药康复服务） 满意度：服务对象综合满意度、卫生技术人员综合满意度	2012

六、城市社区卫生服务发展研究的理论基础

在新一轮医疗体制改革中，建立社区卫生服务制度对破解我国当前医疗卫生领域难题具有重大的战略意义。社区卫生服务被世界上公认为是卫生服务模式转变的有效措施，在各国均取得了较好的经验。我国的城市社区卫生服务工作经历了初步构建阶段、逐步细化阶段，已经进入了日臻完备阶段。随着医疗体制改革的深入，一些机制、体制方面的深层次矛盾逐渐显现，如何解决这些问题，让城市社区卫生服务不断发展，就需要对我国城市社区卫生服务工作进行深入研究，需要运用新制度经济学等管理理论进行分析研究，提出工作改进的建议。

（一）新制度经济学理论的核心内容

奈特（Jack Knight）在《制度与社会冲突》一书中指出，“世界上任何地方，人们只要想在一起生活和工作，社会制度就必然存在……成为一个群体或社会的一员，也就是要生活在一系列的社会制度当中”。可以说，制度伴随着人类社会的始终的。正因如此，政治学、

经济学、社会学等各个学科的研究者都展开了对制度的研究。

在经济学领域，最早对制度加以界定的是凡勃伦。他提出："制度实质上就是个人或社会对有关某些关系或某些作用的一般思想习惯。"康芒斯在《制度经济学》一书中认为，"如果我们要找出一种普遍的规则，适用于一切所谓属于制度的行为，我们可以把制度解释为集体行为控制个体行动"。凡勃伦、康芒斯等的制度经济学思想被称为老制度经济学。

1937 年，科斯的《企业的性质》一文发表，成为新制度经济学的奠基之作，科斯首次提出了交易存在费用的观点，然而当时并没有引起充分的重视。1960 年科斯发表《社会成本问题》一文，提出了著名的"科斯定理"，首次明确使用了交易费用的概念，分析了交易费用与产权制度安排之间的内在联系，并通过运用交易费用将产权制度问题纳入到经济分析之中，该论文的发表标志着新制度经济学的形成。之后，威廉姆森、德姆塞茨、哈耶克、布坎南、维克里、斯蒂格利茨、阿尔钦、张五常、奈特、巴泽尔、阿马蒂亚·森等，充分挖掘和发展了科斯的理论，促进了新制度经济学的发展。

根据其研究纲领和侧重点的不同，新制度经济学大致可以分为 3 个流派：第一个流派侧重于考察产权和习惯法；第二个流派注重公共选择过程的研究，其中包括对寻租过程及分配联盟活动过程的研究；第三个流派则侧重于考察和研究组织，包括代理理论、交易费用理论等。诺斯的制度经济史则把以上类别结合起来。盛洪认为，新制度经济学的内容虽然丰富，但其基本逻辑的核心部分却是很简明的，可以用两个词来概括：一个是"产权"，另一个是"交易费用"。

新制度经济学家认为，产权（propertyright）是一种权利，是一种社会关系，是规定人们相互行为关系的一种规则，并且是社会的基础性规则。诺思认为，产权是"个人支配其自身劳动及其所拥有之物品与劳务的权利。这种支配权是法律规则、组织形式、实施机制及行为规范的函数"。德姆塞茨认为，产权是包括一个人或其他人受益、受损的权利，产权是界定人们如何受益及如何受损，因而谁必须向谁提供补偿以使其修正人们所采取的行动。产权是一种社会工具，其重要性就在于事实上它能够帮助一个人形成他与其他人进行交易时的合理预期。产权经济学大师阿尔钦则认为："产权是一个社会所强制实施的选择一种经济品的使用权利。"作为产权经济学的代表人物，科斯认为，在日常交易过程中，人们所交易的、所使用的和所得到的并非实在物品，而是隐藏在具体物品背后的一系列行为权利，包括占有权、使用权、收益权和转让权等。

交易费用指产品或服务从一个单位转移到另一个单位过程中所产生的成本和代价，是新制度经济学中最基本的概念之一。科斯在《企业的性质》一文中首次提出交易费用概念，威廉姆森指出了产生交易费用的原因，即有限理性（bounded rationality）、机会主义（opportunism）、不确定性与复杂（uncertainty and complexity）、少数交易（small number）、信息不对称（information asymmetric）、气氛（atmosphere）。威廉姆森将交易费用分为事前交易费用和事后交易费用，事前交易费用是指由于将来的情况不确定，需要事先规定交易各方的权利、责任和义务，在此过程中就需要花费成本和代价，而这种成本和代价与交易各方的产权结构的明晰度有关；事后交易费用是指交易发生以后的成本，表现为交易双方为了保持长期的交易关系所付出的代价和成本，例如交易双方发现事先确定的交易事项有误而需要加以变更所要付出的费用；交易双方由于取消交易协议而需要支付的费用和机会损失。简单地说，交易就是人与人之间的交互行动，而交易费用则是这种交互行动所引起的成本，或者交易费用就是人与人之间打交道的费用。

伴随着所有权和经营权的分离，委托-代理关系逐步发展起来。代理理论研究的正是委托人和代理人的关系，重点分析企业内部权力结构安排及企业成员之间的代理关系。由于存在委托人和代理人之间利益不一致以及信息不对称，双方的契约是不完全的，代理成本必然产生。为了降低代理成本，就必须建立完善的代理人激励约束机制，以避免代理人选择低努力水平或机会主义行为。

新制度经济学家认为，制度变迁总体上是各主体利益博弈的一种均衡过程。在社会活动中，当制度的供给和需求基本一致时，制度是稳定的；当制度安排不能满足人们的需求时，人们就会打破原有的制度，建立适应新需求的制度，从而发生制度的变迁，实现新的制度均衡，制度变迁过程就是新制度取代旧制度的过程。制度变迁的动因有需求和供给两个方面。来自需求的制度变迁动因主要是为节约交易费用而进行的创新。一方面，由于不能实现资源的有效合理配置所导致的交易风险和交易成本，需要建立制度；另一方面，为实现由于某些产权无法界定导致的外部性内部化，也会产生对新制度的需求。来自供给的制度变迁动因主要是作为制度的供给主体的政府。一方面，政府通过其强制力提供成本较低的制度安排；另一方面，由于政府特定偏好和有限理性等可能导致的政策失败，产生对制度变迁的需求。

（二）新制度经济学用于分析城市社区卫生服务发展的适用性

城市社区卫生服务是医疗体制改革的重要内容和有效措施，是政府实行的社会公益事业。新医疗体制改革政策明确了政府在推动城市社区卫生服务中的主导作用，是主要筹资者、出资人和调控者。作为制度的主要供给者，政府就应充分发挥在改革中的主导作用，从制度层面上保证城市社区卫生服务的优质产出与健康发展。

我国城市社区卫生服务机构采取区域规划，以公立为主，其他结构为补充的结构模式。社区卫生服务机构隶属关系多样，产权不明晰，政府的主管部门功能不明确。没有清晰界定财产的所有权、使用权、处置权、收益权，没有厘清所有者、经营者和劳动者的责、权、利关系，导致管理失控，效率低下。按照新制度经济学理论，产权必须明晰，分离所有权与经营权。为此，需要政府在做好宏观监督管理的同时，创造良好的外部环境，将经营决策权交给社区卫生服务管理者，使所有者与经营者发挥各自优势，提高社区卫生服务机构的产权效率。

我国已经初步建立了社会主义市场经济体制，但是医疗卫生制度改革明显滞后，缺乏有效的制度规范，造成工作推进缓慢和问题解决困难。城市社区卫生服务工作是医疗体制改革的重中之重，虽然近年来取得了许多成绩，但是存在的问题也较多，有些问题运用现在的方法甚至难以解决，其根本原因就是制度不完善和缺失。不断解决制度上存在的问题，重构医疗卫生工作的制度体系，成为加快我国医疗卫生事业发展的必然选择。这里的制度体系包括两个方面：一是城市社区卫生服务的内在制度体系，是由社区卫生服务机构及医务人员与患者等主体在长期社会互动中逐步形成的服务习惯、内化规则、习俗和正式化的内在规则及调节反馈机制所构成，是医疗卫生服务行业内在制度的重要组成部分；二是城市社区卫生服务的外在制度体系，也就是政府针对城市社区卫生服务方面的相关法律、法规和规章制度等，主要由禁令性规则所构成，对行为主体实施强制约束，例如民法、商法和刑法等。

新医疗体制改革方案强调医疗卫生事业的公益性质，指出“从改革方案设计、卫生制度建立到服务体系建设都要遵循公益性的原则”“公立医院要遵循公益性质和社会效益原则”。城市社区卫生服务机构的公益性特征更为明显，没有公益性质社区卫生服务工作也无法完成。目前政府已经明确了城市社区卫生服务机构的法人治理结构，强化公益性和政府监管，增加政府投入。需要不断完善城市社区卫生服务机构的管理体制、运行机制和监管机制，明确所有者和管理者的责权，形成相互制衡的决策、执行、监督机制，有责任、有激励、有约束、有竞争、有活力的运行机制。在强化法人治理结构的同时要充分考虑城市社区卫生服务机构的公益性特征，避免步入营利性经营的路径。

社区卫生服务机构同样需要规范产权制度，解决所有权和经营权不清晰及产权虚位等问题。社区卫生服务机构的运行是通过双向多层的委托代理关系来进行的。例如全体公民与政府形成向上的委托代理关系，政府与社区卫生服务机构的内部成员形成向下的委托代理关系，医务人员和患者之间的也存在着委托代理关系，监管部门、医疗服务提供者、药品和材料提供者、医疗费用支付者之间还有多层的委托代理关系。每个利益相关者的利益机制和制约因素不同，导致了委托代理成本增加。信息上的不对称，则导致契约的不完备。在管理活动中，信息优势方有机会追求自身效用最大化，损害委托者的利益，产生道德风险和逆向选择。为此，在社区卫生服务机构运行中，需要建立有效的管理机制，对代理人的行为进行有效约束，激励代理人按照目标为委托人的利益努力工作，将代理成本降低，将代理绩效提高，形成共赢的内外激励和约束机制。

政府作为投资者需要对社区卫生服务进行监督，而社区居民是社区服务的直接对象，其监督的条件更加直接具体。由于有限理性与信息不对称等问题的存在，政府在制度设计上不能完全满足民众的需求。由此导致民众过于依赖政府，公共意识淡漠，监督意识不强。因此，需要设计完好的制度以利于对社区卫生服务工作进行监督，培养社区居民自治的文化意识。在这方面，制度变迁理论非常重视意识形态的作用，明确指出变迁与稳定需要一个意识形态理论。政府要在城市社区卫生服务改革中发挥主导作用，培养良好的社会意识形态，使法治精神、民主意识、平等观念、奉献社会、服务人民等思想内化为人们的心理结构、价值取向和行为模式，促进社会的发展。

第三节　我国城市社区卫生服务发展历程与现状

一、我国城市社区卫生服务发展历程

（一）我国城市社区卫生服务的孕育与初步构建

新中国成立后，许多医学院校建立了城乡社区医学教学基地，大批师生根据教学计划

参加了社区卫生实践活动。中国社区卫生服务的雏形伴随着新中国的健康卫生事业发展而逐渐形成，在城市地区国家工作人员实行了公费医疗制度，企业职工实施了劳保医疗，政府按照行政区域划分建设了医疗卫生服务网点，建设了省、市、区和县医院的区域三级医疗网。各大企业也建立了医院，并在企业职工聚居的小区建设了区域门诊部，门诊部下设地段卫生所，形成了基层三级医疗网。特别是大企业形成较为完整的基层三级医疗网，达到了社区居民全覆盖，严格双向转诊制度，居民就诊和接种各种疫苗必须先到地段卫生所就医，当地段卫生所的医师认为你的疾病需要到上级医疗机构时，医师才给患者开转诊单，患者只有持转诊单才能到区域门诊部或大医院就诊。患者在大医院就诊结束后医师还需要填写转诊单的回执，将患者转回原地段卫生所。在广大农牧地区，20 世纪 60 年代形成了覆盖中国 85% 的农村人口的农村合作医疗制度，每个小队（村庄）都有乡村医生，公社（乡）和大队（村）有卫生院，形成了农村合作医疗三级网络。新中国成立初期建立的医疗卫生网络有效解决了当时人民群众的健康卫生需求，大大改善了健康水平，实现了保基本、广覆盖的目标。随着改革开放，计划经济向市场经济的转变，这一制度和体系逐渐土崩瓦解。在城市，伴随着医疗体制改革，公费医疗和劳保医疗向医疗保险制度的转变，三级医疗保健网消失，双向转诊制度消亡，居民就医可以任意选择就医场所；在农村，合作医疗 1978 年时还存有 90%，到 1990 年却下降到仅 4%，农村合作医疗制度消失。

20 世纪 80 年代后期，中国香港全科医学院将全科医学理论介绍到内地医学界。1981 年，在上海市闵行区中美两国医学专家进行了卫生服务调查工作，分析研究了当时我国的医疗卫生状况。1988 年，Raiakurcar 对我国提出了开展全科医学教育的建议，部分城市开始了城市社区医疗卫生服务试点工作，社区卫生服务工作有了实质性进展。1993 年，我国正式成立中华医学会全科医学分会，标志着我国全科医学学科的诞生。目前，全科医学作为临床医学的一门广泛接受和尊重的二级学科，全科医师在医学专业组织中的地位不断提高。

1997 年 1 月，中共中央、国务院发布了《关于卫生改革与发展的决定》，该决定是在总结新中国成立以来医疗卫生事业成功经验和存在的问题提出的。改革开放以后，卫生事业的发展与经济建设和社会进步的要求出现了严重的不适应，不能很好地服务于快速发展的经济建设和社会进步，医疗卫生事业全行业整体落后明显，缺医少药现象再次显现，基层医疗卫生服务体系已经崩溃，设备陈旧，医药物资匮乏，专业技术力量薄弱。旧的医疗卫生保障体系已经到了崩溃的边缘，虽然国家经济改革不断深入，但对卫生事业的投入严重不足，医疗保障制度不健全，资源配置不够合理，只有通过改革重新建立新的医疗卫生服务体系才能解决以上问题。正是在这样的背景下，党中央、国务院才做出“改革城市卫生服务体系，积极发展社区卫生服务，逐步形成功能合理、方便群众的卫生服务网络”的战略性决策，并提出建立中国特色的医药卫生体制，逐步实现人人享有基本医疗卫生服务的目标。

（二）我国城市社区卫生服务的逐步细化

1999 年 7 月卫生部等 10 部委联合下发了《关于发展城市社区卫生服务的若干意见》，对城市社区卫生服务的基本概念、总体目标、基本原则、组织体系框架和基本政策等进行了明确，细化了城市社区卫生服务工作。到 2002 年，各地基本建成社区卫生服务体系的框架，部分城市建成较为完善的社区卫生服务体系；到 2010 年，在全国范围内，建成较为完善的社区卫生服务体系，成为卫生服务体系的重要组成部分，使城市居民能够享受到与经济社会发展水平相适应的卫生服务，提高人民健康水平。该文件明确提出，社区卫生服务是社区建设的重要组成部分，是政府实行一定福利政策的社会公益事业，将城市社区卫生服务定位为辖区政府领导、社区（街道办事处、居委会）参与、上级卫生行政部门指导，基层卫生机构为工作开展的主体，完成预防、医疗、保健、康复、健康教育、计划生育技术服务“六位一体”的基层医疗卫生服务工作。按照制度的设计“政府搭台、医疗唱戏”，强调城市社区卫生服务提供基本卫生服务，预防为主、防治结合，保障人民群众的健康需求。建立与社会主义市场经济体制相适应的城市卫生服务体系，改变旧体系，调整城市医疗卫生结构、功能和布局，统一规划社区卫生服务机构，建立结构适宜、功能完善、规模适度、布局合理、方便有效、经济合理的社区卫生服务体系。按照“低水平、广覆盖”的原则，推进医疗保险制度进程，让常见病、多发病、慢性病患者就近在社区卫生服务机构就诊，通过健康教育、预防保健等干预措施，增进健康，减少疾病。社区卫生服务体系的建立依托现有基层卫生服务机构，按照规划，通过转型、重组、新建等形式，形成以社区卫生服务中心、社区卫生服务站为主体的基层医疗卫生服务网络。加强标准化、规范化、科学化管理，健全管理体制和运行机制，依法严格监督管理，不断完善社区卫生服务发展模式。体现社区卫生服务工作的公益性就需要加大政府的投入，社区卫生服务的经费实行国家、集体和个人合理分担的办法，将社区卫生服务纳入区域卫生规划和社会发展总体规划，纳入地方财政和卫生行政部门经费预算，纳入医疗保险定点机构，通过政策引导促进一般常见病、多发病和慢性病在社区卫生服务机构就诊，强化首诊负责制和双向转诊机制，不断完善社区卫生服务配套政策。

2000年在上海和南京，中共中央、国务院有关部委分别召开社区工作会议，对社区卫生服务工作进行了特别强调，国务院体改办、国家计委、卫生部等8部委联合发布《关于城镇医药卫生体制改革的指导意见》，明确要求建立健全社区卫生服务机构和综合医院、专科医院合理分工、相互协作的医疗卫生服务体系。社区卫生服务机构的业务以预防、保健、健康教育、心理咨询、计划生育指导和常见病、多发病、诊断明确的慢性病的治疗和康复为主，综合医院和专科医院以疾病的医疗工作为主，大型医院主要从事急危重症、疑难病症的诊疗，并结合临床开展教育、科研工作，规范双向转诊制度。同时明确了实行卫生工作全行业管理，打破行政隶属关系和所有制界限，结束了新中国成立以来形成的“谁举办谁管理”的格局，大学、企业、军队和社会力量举办的医疗机构在业务工作上都要接受卫生行政部门的领导，实施统一的区域卫生规划，完善有关规章制度，健全医疗服务技术规范，加强宏观管理，理顺了卫生监督体制，启动了公立医疗机构运行机制的改革，扩大公立医疗机构的运营自主权，深化医疗机构人事制度和分配制度改革。提出了实行医药分开核算、分别管理的原则，着手解决以药养医问题。调整部分不合理的医疗服务价格，增加体现医务人员技术劳务价值项目的价格，加强了药品和器械的管理。力争在2～3年初步建立起适应社会主义市场经济要求的城镇医药卫生体制与服务体系。

为了加强社区卫生服务的规范管理，2000年底卫生部下发了《城市社区卫生服务机构设置原则》《城市社区卫生服务中心（站）设置指导标准》《城市社区卫生服务基本工作内容》

等一系列文件。明确指出社区卫生服务是社区建设的重要组成部分，要大力推进城市社区建设，规定社区卫生服务机构属非营利性医疗机构，是为社区居民提供预防、保健、健康教育、计划生育和医疗、康复等服务的综合性基层卫生服务机构。要求社区卫生服务中心以街道办事处所辖范围设置，服务人口3万～5万人。对社区卫生服务中心难以方便覆盖的区域，以社区卫生服务站为补充。规定了社区卫生服务中心（站）基本功能、基本设施、人员配备和管理制度。2002年8月卫生部等10部委联合下发了《关于加快发展城市社区卫生服务的若干意见》，明确提出了要加大政府支持力度，不断深化城市社区卫生服务内涵建设，要求各级政府加大政策支持和经济扶持力度，鼓励引入市场机制和竞争机制，支持和引导社会资本进入城市社区卫生服务领域。将公立一级医院和部分二级医院改造为社区卫生服务中心，允许医疗机构举办社区卫生服务机构，鼓励企业、事业单位、社会团体、个人等社会力量举办社区卫生服务机构。同时改变了原有社区卫生服务机构为非营利性机构的规定，指出可以按照医疗机构分类管理的有关规定分为营利性和非营利性。鼓励转制成为民办社区卫生服务机构，或实行国有民营。提出了对政府举办的社区卫生服务机构应提供必要的工作经费，帮助其配备基本设备和房屋等设施，合理核定工资总额，搞活内部分配，收入结余自主分配。要求建立公共卫生服务的具体项目和补助标准，所需经费纳入财政预算。另外，要求社区卫生服务机构的卫生技术人员具有执业资格，加强全科医师的规范化教育培训。严格社区卫生服务的监督管理，对社区卫生服务机构从业人员和技术服务实行准入管理。建立检查、督导和评估制度，推动社区卫生服务工作的开展。

2006年2月，国务院印发《关于发展城市社区卫生服务的指导意见》，提出了具有高度指导意义的十二方面政策措施，提出了一系列的政策主张和具体实施办法以推进城市社区卫生服务工作，表明了我国城市社区卫生服务工作的发展进入了新的阶段。重新强调了社区卫生服务机构提供公共卫生服务和基本医疗服务，具有公益性质，不以营利为目的。公共卫生服务项目由政府财政提供资金，免费向居民提供，包括健康教育、传染病、慢性病防治、计划免疫、妇幼保健、老年保健、康复、计划生育技术指导等。基本医疗服务主要是“小病”“常见病”“多发病”。城市卫生服务体系改革的方向是坚持以社区卫生服务为基础，建立社区卫生服务机构与医院及预防保健机构分工合理、密切协作的制度。实行双向转诊制度，有效利用医疗资源，减轻大医院门诊压力，减轻群众的经济负担。加大对社区卫生服务机构的技术支持，卫生部、国家中医药管理局2006年6月印发《关于公立医院支援社区卫生服务工作的意见》。立足调整现有卫生资源，强化社区卫生服务的资源配置，打破医疗机构隶属关系，实施区域卫生规划，政府所属的一级医院和部分二级医院及基层医疗机构，改制为社区卫生服务机构，严格执行准入制度，提高质量，增加数量，转变服务模式。明确了社区卫生服务网络既包括社区卫生服务中心、站，也包括护理院、诊所、医务所（室）等其他基层医疗机构。社区卫生服务中心按3万～10万人或街道办事处范围规划设置，社区卫生服务中心应以公立为服务项目，开展公共卫生和基本医疗服务，社区卫生服务站可以采取多元化举办模式。社会力量办的社区卫生服务中心（站）不能以营利为目的，对承担的公共卫生服务任务政府予以合理补偿。卫生部、国家中医药管理局2006年6月重新印发《城市社区卫生服务中心、站基本标准》，提高了对硬件和人员的要求。

财政部、国家发改委、卫生部于2006年7月印发《关于城市社区卫生服务补助政策的意见》，进一步明确了政府对社区卫生服务的补助原则、补助范围及责任划分、补助内容和方式等方面的政策措施。国家发改委、卫生部2006年6月印发《关于加强城市社区卫生服务机构医疗服务和药品价格管理意见的通知》，对价格管理、核定及收费方式进行了明确规定。国家劳动保障部2006年6月印发《关于促进卫生服务的指导意见》，允许各类为社区提供基本医疗服务的基层医疗机构申请医疗保险定点服务，规定参保人员选择的定点医疗机构中要有1～2家社区卫生服务机构。人事部、卫生部、教育部、财政部、国家中医药管理局2006年6月印发《关于加强城市社区卫生人才队伍建设的指导意见》，提出了加强人才培养的政策措施。中编办、财政部、卫生部、民政部于2006年8月印发《城市社区卫生服务机构设置与编制标准指导意见》，提出“政府举办的社区卫生服务机构是公益性事业单位，按其公益性质核定的社区卫生服务机构编制为财政补助事业编制”。卫生部、国家中医药管理局2006年6月印发《关于在城市社区卫生服务中充分发挥中医药作用的意见》，对资源配置、完善服务、人才培养等方面做了具体规定。在资源配置方面，社区卫生服务中心应开设中医诊室，有条件的应设置中药房。为加强对社区卫生服务机构的管理，卫生部、国家中医药管理局2006年6月印发《城市社区卫生服务机构管理办法（试行）》，进一步完善社区卫生服务机构管理规则，确定了社区卫生服务机构承担的各项公共卫生和基本医疗服务职责与任务，并在转变服务模式、强化质量管理、加强与医院的转诊和技术协作、加强社区中医药服务等方面，做出了具体规定。

2006年5月，国务院下发《关于加强和改进社区服务工作的意见》，明确要求要加强和改进社区服务工作，提出了加强和改进社区服务工作的指导思想、基本原则和主要任务。对推进社区卫生和计划生育服务工作提出了要求，强调坚持政府主导、社会力量参与，建立健全以社区卫生服务中心（站）为主体的社区卫生和计划生育服务网络，完善社区卫生服务运行机制，发挥社区卫生服务的健康保障功能，努力实现人人享有初级卫生保健的目标。《中共中央关于构建社会主义和谐社会若干重大问题的决定》中也指出，坚持公共医疗卫生的公益性质，深化医疗卫生体制改革，强化政府责任，严格监督管理，建设覆盖城乡居民的基本卫生保健制度，健全医疗卫生服务体系，重点加强农村三级卫生服务网络和以社区卫生服务为基础的新型城市卫生服务体系建设。实施区域卫生发展规划，整合城乡医疗卫生资源，建立对口支援、双向转诊制度，推进医疗机构属地化和全行业管理，强化公立医院公共服务职能，建立国家基本药物制度，严格医疗机构、技术准入和人员执业资格审核，引导社会资金依法办医，大力扶持中医药和民族医药发展。

（三）我国城市社区卫生服务的全面展开

我国的城市社区卫生服务工作发展迅速，目前社区卫生服务工作已经规范运行，发挥的作用不断增强。“健康权是一项基本人权”，健康和医疗保健服务已成为敏感的政治和社会问题。建立覆盖城乡居民的基本医疗保健制度，实现“人人享有基本卫生保健”就是本轮医疗体制改革的目标。基本医疗卫生保健制度由政府主导，以社会筹资为主，向全体居民提供公共卫生服务和基本医疗服务。这是国家保障国民基本健康权益，保障城乡全体居民能够公平获得基本卫生服务的国家制度。这一制度的核心是确保全体居民“公平”享有"基本卫生服务"。要让全体居民享有与社会经济发展水平相适应的国家、社会、个人负担得起的基本卫生保健。在大病风险时，能有一个社会分担机制，减少因病致贫的风险，个人卫生筹资应同个人收入相适应。基本卫生服务是指与社会经济发展水平相适应的，政府通过公共筹资，具备支付能力的卫生服务项目。公共卫生服务是由国家税收筹资，基层医疗单位提供的预防干预措施，包括针对人群和居民个体的公共卫生产品。基本医疗服务是指国家基本卫生制度所规定的，与筹资水平相适应的，体现社会公平所必需的诊断和治疗服务，以税收和社会保险筹资为主，使全体公民都能支付得起。

二、我国城市社区卫生服务发展现状

新医疗体制改革政策对城市社区卫生服务工作提出了较高的要求，大力发展城市社区卫生服务是时代发展的需要。以全科医学理论为指导，为社区居民提供有效、经济、方便、综合、连续的基层卫生服务。

（一）医疗卫生体系和社区卫生服务体系建设日趋完善

伴随着国家经济的发展，医疗卫生事业持续发展，回顾我国医疗卫生事业的发展历程，1949—1978 年，我国构建了覆盖城乡的宏观资源配置体制，明确提出建立三级公立医院网络，城市为省、地、县三级公立医院网络，农村为县、乡、村三级医疗卫生服务网络。用仅占世界卫生资源总量 2% 的资源基本解决了全世界 1/6 人口的看病就医问题。1978 年开始，实施了简政放权的微观激励机制，允许社会资本办医，引入竞争机制，扩大医疗机构自主权，通过提高收费弥补财政补偿的不足，使医疗卫生机构得到了快速发展。1997 年开始，建立医疗保障的费用分担机制，政府加大医疗保障制度建设力度，基本医疗保障制度取得突破性进展，目前已经覆盖超过 12.5 亿人，成为世界上最大的医疗保障制度。我国的医疗卫生服务体系在改革中不断完善与发展，先后经历了 1976—1982 年的医疗卫生服务体系改革前驱期，1983—1988 年的医疗卫生服务体系改革发展期，1989—1997 年的医疗卫生服务体系改革深化期，1998—2003 年的医疗卫生服务体系改革攻坚期，2004—2008 年的医疗卫生服务体系改革破冰期，2009 年开始了医疗卫生服务体系改革新的周期。

2009 年拉开了新一轮医疗体制改革的序幕，本轮医疗体制改革的亮点和突破有以下几点：①回归健康本位，定位民生发展。对健康的认识达到了新高度，以人为本，维护人民健康权益，保障人民健康，实现"覆盖全民"，保障"病有所医"的目标。②从医药卫生本身的规律出发，强调了"公益性"。正视政府责任，强调政府主导，强调社会公平正义，实现人人享有基本医疗保健。③立足国情，定位混合体制，双管齐下。基本医疗卫生由政府提供，大病医疗有社会保险。强调服务保障能力，尤其是基层医疗。④强调统筹兼顾、综合配套制度建设，提出了"一个目标，四梁八柱"的框架体系。⑤采取新服务项目新的决策方式。

"一个目标"就是建立覆盖城乡居民的基本医疗卫生服务制度。"四大体系"就是公共卫生服务体系、医疗服务体系、医疗保障体系和药品供应保障体系。"八项支撑"是指管理体制、运行机制、投入机制、价格机制、监管体制、科技创新和人才机制、信息系统、法律制度。城市医疗体制改革中公立医院改革和社区卫生服务体系建设是两个重要环节，二者相互影响，相互促进。在公立医院改革试点推进过程中普遍显露出了一些问题，如不合理的医疗资源配置和优质医疗资源严重不足之间的矛盾，在城市大医院集中了大量优质卫生人才和设备资源，超负荷运转，“看病难”现象突出。探索公立医院管理体制改革的主要思路是实行管办分开。政府补偿机制改革需要进一步完善，取消以药补医，进一步推进总额预付、单病种付费等付费方式改革。《世界卫生组织宪章》和《经济、社会、文化权利国际公约》指出，健康是基本人权。联合国千年宣言指出，“人类发展、健康与经济发展是作为衡量各国发展状况的主要指标”。党的十七大指出，“健康是人全面发展的基础，人人享有基本医疗卫生服务”。新医疗体制改革意见中指出，把基本医疗卫生制度作为公共产品向全体人民提供。国家根据社会经济的发展水平、卫生服务能力和大多数人的卫生服务需求，通过制度保障，提供给全体人民平等的成本低、效果好、必需的医疗服务就是基本医疗服务。基本医疗服务是最基本、体现社会平等权利、人人都能享有、人民群众和政府都能负担得起的医疗服务。人们的基本医疗保障应由国家医疗保障制度优先保障，个人自付比例不高于15%。2009年，基本医疗保障需报销住院费用3927亿元，加上门诊报销费用1000亿元（按总体30%的水平计算），总报销额接近4000亿元，低于2009年基本医疗保障总筹资额（4616亿元），实现基本医疗服务85%的报销比例是可行的。

中国医疗保障体系的主体是基本医疗保险和城乡医疗救助，由城镇职工基本医疗保险、城镇居民基本医疗保险、新型农村（牧区）合作医疗保险构成，分别覆盖城镇就业人口、非就业人口和农村（牧区）人口。通过责任明确、合理分担的国家、雇主、集体、家庭和个人多渠道筹资，实现社会互助共济和费用分担，满足基本医疗保障需求。城乡医疗救助是多层次医疗保障体系的网底，主要由政府提供资金为无力进入基本医疗保险体系以及进入后个人无力承担共付费用的城乡贫困人口提供帮助，使他们和其他社会成员一样享有基本医疗保障。其他形式包括补充医疗保险、商业健康保险，2008年商业健康保险保费收入585.5亿元。另外还有公费医疗、慈善专项、工伤保险、道路交通保险、科学研究专项等。

我国医疗卫生服务体系中公立医院是最重要的组成部分。改革开放以来，政府减少了对公立医疗卫生机构的投入，同时简政放权让利，允许医疗机构通过提高收费自负盈亏、自主发展。公立医院规模不断扩大，服务能力不断增强，服务水平不断提高，公立医院发挥着重要的、不可替代的作用；提供基本医疗服务，增进了人民群众健康；应对重大突发事件紧急医疗救治，维护社会和谐稳定；促进医学科技发展、培养医疗卫生人才、促进我国医疗事业健康可持续发展。

我国的城镇医疗保障制度由计划经济时期的公费医疗和劳保医疗到现在的城镇职工基本医疗保险和城镇居民基本医疗保险，对保障人民的身体健康起到了重要作用。

城区社区卫生服务机构建设按照国家的统一要求，经过国家、地方政府和医疗卫生机构的共同努力得到了长足发展，各级政府对社区卫生服务事业的政策支持和经费投入不断加大，加上各医疗卫生机构的努力，已经完成了按照新标准要求对社区卫生服务中心（站）的硬件改造工作，房屋条件、基本设施和基本医疗诊疗设备都能达标，有了极大改善，人力资源配备等到了极大改善，社区卫生服务中心（站）的建设逐步规范，机构设置趋于合理，具有中国特色城市社区卫生服务体系基本建立，实现了城市社区卫生服务机构对居民的全覆盖。

按照医疗体制改革方案“保基本、强基层、建机制”的要求，城市社区卫生服务机构加大了综合改革步伐，明确功能定位，提供基本医疗服务和基本公共卫生服务，强化政府投入责任，将政府办的城市社区卫生服务机构明确定性为公益性事业单位，政府承担主要投资责任。实行基本药物制度，取消药品加成政策，实施药品零差率销售，让利于民，切断“以药补医”机制链条。公共卫生服务完全由政府承担，按照“核定任务、核定收支、绩效考核”的原则，政府对实施基本药物制度和落实基本公共卫生服务进行专项补助。深化人事制度改革，实行定编定岗不定人，建立了“竞聘上岗、全员聘用、合同管理、能进能出”的用人机制。发现改革以后，基层卫生体系建设得到加强，基层卫生人员数量增加，机构收入中政府补助占比显著增加，药占比明显下降，门诊服务数量整体呈增加趋势，住院服务有所削弱，服务费用快速增长得到缓解，高血压和糖尿病有效控制率整体呈上升趋势，50% ～ 70% 的医务人员对工作总体感觉满意，患者最满意的是工作人员的服务态度和等候时间，其次是就医环境，相对较低的是人员技术、设施设备和就医费用，患者的满意度有较大提升空间。但在运行机制上仍需进一步推进，例如人员结构仍不合理，护士缺口依然较大，学历和职称较低，合理用药问题仍然突出，医务人员对收入满意度较低等。

城市社区卫生服务必须坚持政府主导和公益性质，加强政府对社区卫生服务机构的建设力度，增加政府举办的比例，强化政府的投入责任和投入力度，完善多渠道补偿机制，加大人员经费和基本公共卫生服务经费的投入，优化医保制度，为群众提供可以负担得起的基本医疗和免费的基本公共卫生服务。建立相关机制，解决非政府办社区卫生服务机构的等同支持政策，完善补偿和管理制度。社区卫生服务机构要牢记基本医疗服务和基本公共卫生服务的功能定位，完成好基本公共卫生服务项目，强化社区基本医疗服务，以全科医学理论为指导，完善医疗服务功能，注意发挥中医药的优势和特色，把工作重点由治病转移到防病上，推进健康促进工作。完善人力资源管理制度，定编、定岗、不定人，实行全员聘用制。完善绩效考核办法，建立科学的绩效考核指标体系。加强对社区卫生服务机构的管理和分类指导，明确社区卫生服务中心法人主体地位。加强社区卫生服务能力建设，健全网络，推进社区卫生服务中心（站）一体化管理。加强人才队伍建设，优化人员结构，提高人员素质和工作能力。完善服务模式，推广全科医师团队服务模式。加强社区卫生服务机构与医院和专业公共卫生机构分工合作机制、互动协作机制，加强对口支援和帮扶工作，强化社区首诊和双向转诊制度。强化社区卫生服务监督管理，依法执业，严格准入管理，健全操作规程和工作制度，规范服务行为，加强医德医风建设，促进社区卫生服务工作的健康发展。

（二）社区卫生服务政策初步形成体系

社区卫生服务是一种将全科医学理论应用于患者、家庭和社区照顾，以解决社区常见健康问题为主的基层医疗专业服务模式。全科医学是一门整合临床医学、预防医学、康复医学及社会行为科学相关内容为一体的综合性临床医学二级学科。其范围概括了不同性别和各种年龄人群的所有健康问题，其宗旨强调以人为本、以健康为中心、以家庭为单位、以社区为范围的长期负责式照顾。全科医学的目的不仅是对抗疾病和死亡，而且要提高生命质量和预防早死。

1988 年我国引入了全科医学，社区卫生服务工作随之有了实质性进展，1993 年成立了中华医学会全科医学分会，1996 年我国首次提出了要积极发展城市社区卫生服务，北京、天津、上海等大城市先后开展了以转变基层医疗机构结构和功能为核心的改革试点工作。1997 年下发了中共中央、国务院《关于卫生改革与发展的决定》，明确指出了要加快发展全科医学。随后，国家相关部门制定下发了一系列文件来规范城市社区卫生服务工作。2006年下发的《国务院关于发展城市社区卫生服务的指导意见》国发〔2006〕10号中指出，“将发展社区卫生服务作为深化城市医疗卫生体制改革，有效解决城市居民看病难、看病贵问题的重要举措，作为构建新型城市卫生服务体系的基础，着力推进体制、机制创新，为居民提供安全、有效、便捷、经济的公共卫生服务和基本医疗服务”。党的第十六届六中全会《关于构建社会主义和谐社会若干重大问题的决定》提出了构建覆盖城乡的医疗卫生体制的要求。2009 年在中共中央、国务院《关于深化医药卫生体制改革的意见》和《2009—2011 年深化医药卫生体制改革实施方案》中提出，“完善以社区卫生服务为基础的新型城市医疗卫生服务体系，加快建设以社区卫生服务中心为主体的城市社区卫生服务网络，完善服务功能，以维护社区居民健康为中心，提供疾病预防控制等公共卫生服务、一般常见病及多发病的初级诊疗服务、慢性病管理和康复服务。转变社区卫生服务模式，不断提高服务水平，坚持主动服务、上门服务，逐步承担起居民健康‘守门人’的职责”。十一届全国人大常委会第四次会议通过了《国民经济和社会发展第十二个五年规划纲要的决议》，提出建立健全基本公共服务体系，要坚持民生优先，完善医疗卫生制度安排，推进基本公共服务均等化。

我国城市社区卫生服务管理体系逐步形成，按照中共中央、国务院的统一部署，国家卫健委及各相关部门出台的一系列配套政策，涉及城市社区卫生服务机构的基本标准与管理、政府补助政策、服务和药品价格管理、与基本医疗保险协同、社区卫生人才队伍建设、公立医院支援社区卫生服务、发挥中医药作用等方面。逐步完善基层社区卫生服务的机构设置、管理模式、筹资方式、全科医师培训方式，保证了我国城市社区卫生服务的可持续发展。国家制定下发的城市社区卫生服务政策明确了城市社区卫生服务的工作要求，首先明确了城市社区卫生服务机构的设置原则、基本标准、工作内容、人员配备与监督管理的要求，提出了公立医院支援社区卫生服务的工作任务及措施；明确了政府财政补助城市社区卫生服务的原则、范围、责任划分及补助的内容和方式等；明确了社区卫生人才队伍建设的有关措施和制度；明确了符合条件的城市社区卫生服务机构可以申请成为医疗保险服务定点机构，适当拉开医疗保险基金对社区卫生服务机构和大中型医院的支付比例档次；明确了社区卫生服务机构实行政府指导价，逐步实施药品零差价销售；明确了在社区卫生服务中充分发挥中医药作用的有关要求。

城市社区卫生服务政策是党和政府卫生政策体系的一个重要组成部分，是党和政府实现对社区卫生工作领导和各项管理职能的根本方法和手段，是政府规范、引导城市社区卫生服务工作的行动准则和指南。按照新医疗体制改革的总体要求，卫生部门制定了城市社区卫生服务的发展规划、准入标准、管理规范，制定了公共卫生服务项目，加强行业监督管理，按照国家有关规定，组织开展城市社区卫生服务从业人员岗位培训和继续教育。机构编制部门研究制定政府举办的城市社区卫生服务机构人员编制标准的意见。发展改革部门负责将城市社区卫生服务发展纳入国民经济和社会发展规划，根据需要安排城市社区卫生服务机构的基础设施建设投资。价格部门制定城市社区卫生服务的收费标准和药品价格管理办法。教育部门负责全科医学和社区护理学科教育，将社区卫生服务技能作为医学教育的重要内容。民政部门负责将城市社区卫生服务纳入社区建设规划，探索建立以城市社区卫生服务为基础的城市医疗救助制度，做好城市社区卫生服务的民主监督工作。财政部门负责制定社区卫生服务的财政补助政策及财政收支管理办法。人事部门负责完善全科医师、护士等卫生技术人员的任职资格制度，制定社区全科医师、护士等卫生技术人员的聘用办法和吸引优秀卫生人才进社区的有关政策。劳动保障部门负责制定促进城镇职工基本医疗保险参保人员到城市社区卫生服务机构就诊的有关政策。建设（规划）部门负责按照国家有关标准，将城市社区卫生服务的设施纳入城市建设规划，并依法加强监督。人口和计划生育部门负责社区计划生育技术服务指导和管理。食品药品监管管理部门负责城市社区卫生服务所需药品和医疗器械的质量监督管理。中医药管理部门负责制订推动中医药和民族医药为社区居民服务的有关政策措施。以上措施形成了我国较为完整的城市社区卫生服务管理政策体系框架。

（三）社区卫生服务发展模式呈多极化态势

世界各国（地区）的医疗保障模式主要有普遍医疗型、社会保险型、市场主导型和储蓄基金型4种类型。普遍医疗型医疗保障制度的特点是医疗保障的绝大部分责任由国家承担，英国、瑞典和东欧国家采取的都是普遍医疗型医疗保障制度。社会保险型医疗保障制度的特点是对居民的医疗保障主要通过实施社会医疗保险制度来实现，德国为这种模式的代表性国家，另外还有日本、韩国等。市场主导型医疗保障制度的特点是对居民的医疗保障主要依靠私营保险的形式实现，美国就是采用市场主导型医疗保障制度的国家。储蓄基金型医疗保障制度的特点是采用强制性储蓄积累方式满足居民医疗保障需求，新加坡、印度为此种类型的代表性国家。

国外在社区卫生服务方面有较多的成功经验，特别是在英国和美国等开展社区卫生服务较早的发达国家，它们的经验值得借鉴。我国的国情与西方发达国家有着很大的区别，存在的问题也不同，因此必须将国外的先进经验与我国的实际情况相结合，制定出符合我国国情的实施措施，促进城市社区卫生服务的健康发展。国外在社区卫生服务方面的成功经验有以下几点：①具有较为完善的医疗保障体系。英国的国家卫生服务制度（NHS），也就是全民免费医疗，在社区 85% ～ 90% 的健康问题都可以由全科医师处理。美国的家庭医生在卫生保健体系中占据了重要地位，在基础医疗中起到了重要作用，美国平均每人每年看病 2.59 次，其中 0.83 次是找家庭医生，占 1/3。英国和美国的“守门人”制度均贯彻得较好，居民看病必须首先到全科医师处就医，到医院就诊必须要由全科医师的转诊（急诊除外），否则医疗保险部门不予支付医疗费用。对于我国而言，医疗保障体系仍然有待完善，需要医疗保障体系、管理体系和支持体系的互相支撑。政府要加大投入力度，特别是社区卫生服务的基本建设、基本设备配置，人员培训、公共卫生服务等均应由政府足额投入。强化首诊负责制和“守门人”制度，促使居民能在社区解决的问题尽量在社区解决，缓解“看病难、看病贵”问题。②有较好的医疗服务能力。英国和美国的全科医师业务能力强，能解决患者的一般健康问题。有严格的全科医师准入制度和继续教育制度，按照“生物-心理-社会”医学模式开展医疗活动。我国社区卫生服务机构的设施设备、医务人员技术水平等方面都不能完全满足社区居民的就诊需求，全科医学教育和培训能力弱，亟待加强。③社区卫生服务机构的功能实现较好。在英国和美国，全科医师不但能够完成医疗任务，而且能够较好地完成健康促进工作和公共卫生任务。全科医疗要体现其公益性质，而非以营利为目的，按照社区卫生服务的“六位一体”功能要求，改善全民健康状况，实现“人人享有健康”目标。

城市社区卫生服务的目的就是解决社区居民的主要健康问题，满足社区居民的基本卫生需求，保障健康，提高生活质量。目前我国存在不同类型的社区卫生服务模式，包括政府举办社区卫生服务管理模式、企事业转制社区卫生服务管理模式、私人举办社区卫生服务管理模式等。

整合网络模式是指以城市某区的医疗预防中心、社区卫生服务中心和社区卫生服务站为组织网络，向社区居民家庭提供卫生服务网络，即“区医疗预防中心—街道社区卫生服务中心—居民委员会的社区卫生服务站—家庭”四级网络结构，这是目前社区卫生服务的主要模式，也是现阶段最理想的运作模式。该模式的城市区属医疗中心、疾病控制中心或医院集团内设立社区卫生服务管理机构，对所辖的社区卫生服务中心（站）进行管理，街道医院转制为社区卫生服务中心，地段医院和卫生所转制为社区卫生服务站，按照行政区域的街道办事处和居委会进行隶属划分，社区卫生服务中心下设社区卫生服务站。该模式有较好的社会经济效益。

医院派出模式是指以医院、社区卫生服务中心和社区卫生服务站为组织网络，向社区居民提供医疗卫生服务。这是目前社区卫生服务的主要服务网络模式，也是中等城市采取的主要模式。城市社区卫生服务机构隶属于医院，形成“医院社区卫生服务管理科室—社区卫生服务中心—社区卫生服务站—家庭”结构。该模式具有独特的优势和运作机制，社会经济效益越来越明显。该模式的优势在于医院的直接参与，充分利用医院的医疗资源为社区服务，双向转诊工作容易落实，可以得到医院的扶植。

资源互补网络模式是依托企业卫生机构与地方卫生资源形成互补，共同承担区域内的社区卫生服务工作。这是目前大企业较多的城市主要采取的模式，形成“企业医院社区卫生服务管理科室—社区卫生服务中心—社区卫生服务站—家庭”的模式。该模式可以充分利用企业的卫生资源，提高区域内社区居民健康水平。

家庭病床网络模式是采用家庭病床的形式进行社区卫生服务，对需要在家庭进行连续治疗的患者，由社区卫生服务机构派出医务人员，制订治疗方案，医务人员遵医嘱上门护理、治疗、档案记录，为患者提供集医疗、保健、康复、健康教育与促进、预防等于一体的综合性、连续性服务。

信息网络模式是指社区卫生服务机构直接服务于最终用户，必要时可将服务对象直接转交给上级医疗服务机构，实行双向网络。主要服务方式和内容包括通过录入患者和医疗信息，自动提供各类报表和业务统计查询，支持科研管理和服务，提高医疗质量；为全科医师提供患者相关资料，全面提高社区门诊的医疗质量；提供儿童保健、计划免疫、孕妇保健、精神病、慢性病等系列管理资料，建立社区居民电子档案并动态更新等。

社区卫生服务集团模式是根据实际情况，从本地区全行业管理的视角，优化各种资源的配置，组建社区卫生服务网络，共同承担该区域内的社区卫生服务工作。

乡镇一体化模式是充分利用乡镇医院的卫生资源，在乡镇医院成立社区卫生服务管理机构，将村卫生室转制为社区卫生服务站，为居民服务，全面提高农村居民的健康水平。

在城市社区卫生服务工作中要根据现实情况选择适合的模式，在具体工作上要按照国家的统一要求，实现全科医学的职能。社区卫生服务的管理模式是指在社区卫生服务工作中，提供方与消费方之间建立在行政和技术权威基础上的管理与被管理关系、卫生服务的供给与接受关系。社区卫生服务的治理模式是指在社区卫生服务工作中，提供方与消费方之间建立在沟通、协商基础上的合作关系。

世界各国都有自己独特的社区卫生服务管理模式，很多值得我们借鉴。大多数国家特别强调社区首诊制，充分发挥"守门人"的作用，合理利用社区卫生资源。从经营方式看，存在市场调节和计划调节两种社区卫生服务经营模式，例如英国和美国都是市场经济国家，英国的卫生服务是计划调节模式，有助于社区卫生服务的公平性及功能的发挥，但缺乏竞争活力，出现低效率；而美国的社区卫生服务以市场调节为主，引入竞争机制，提高服务效率，但出现无序发展局面，私有化过度利用了卫生服务，导致医疗费用居高不下。以计划管理为主体的社区卫生服务体系引入市场机制，而以市场调节为主体的社区卫生服务体系引入计划管理措施，这是国际领域目前改革的一个重要发展方向。从医疗保险政策看，各国均把医疗保险政策作为制约经济的杠杆和促进经济发展的激励机制。

我国的城市社区卫生服务模式也在不断调整和完善，例如上海率先开展了"政府主导，卫生牵头，居委配合，志愿者协作"的"三位一体"家庭医生服务模式，以全科医师为主体，全科团队为依托，全面健康管理为目标，通过签约服务的形式，为家庭成员提供安全、有效、连续的卫生服务。镇江市作为全国医保制度改革试点城市，通过医疗保险"团购"医疗服务，促进社区卫生机构服务模式和管理模式的转变，在全国率先试行"基本医疗服务包"救助制度，实施药品零差率，首诊让利，为离休人员免费发放保健箱，退休人员免费体检，在社区开展慢性病专项管理等。

第四节　推进我国城市社区卫生服务发展

一、强化城市社区卫生服务制度设计

（一）合理配置城市卫生服务资源

2009 年国务院在《关于深化医药卫生体制改革的意见》中明确要求进一步健全城乡基层医疗卫生服务体系，普及基本公共卫生服务，提高基本医疗卫生服务可及性，有效减轻居民就医费用负担，完善以社区卫生服务为基础的新型城市医疗卫生服务体系。加快建设，完善功能，转变服务模式，提高服务水平。坚持主动服务、上门服务，逐步承担起居民健康"守门人"的职责。

优化医疗资源配置是提高民众对医疗服务正当要求满足程度的重要手段。按照国家的统一部署，全国各地做了大量工作，并取得了一定的成效。王丰阁等运用因子分析法，构造各地区卫生资源配置的比较公式，对我国2010年31个省、自治区和直辖市的卫生资源配置状况进行了分析，发现当前我国卫生资源逐渐向社区卫生服务中心配置，19个省份医疗资源配置的综合得分与常规医疗资源配置因子的得分处于相同等级，说明该地区的社区卫生服务中心在医疗服务中发挥着重要作用，优化了医疗资源配置。大多数地区医疗保健的重点逐渐从医院向社区转移，形成了“大病到医院、小病在社区”的医疗保障形式。调查显示中国当前所形成的“医院+社区卫生服务中心”的卫生服务模式与经济发展水平是相适应的，提高了医疗资源的利用率，有效提高了群众对医疗保健的需求满足程度。

卫生资源配置（health resource allocation，HRA）包括公共卫生资源配置（public health resource allocation，PHRA）和医疗资源配置（medical resource allocation, MRA），卫生资源包括健康服务所需要的要素的总和，包括有形的人力、物力、财力等资源和无形的信息、技术、管理、服务能力及卫生政策法规等资源。卫生资源配置就是要将这些卫生资源公平、有效地分配到社会，以满足人们的健康需要。合理分配城市卫生服务资源是深化医疗卫生改革的重要组成部分，是基本医疗保障制度和公共卫生服务保障体系建设、公立医院改革的重点任务。

卫生资源配置必须坚持以需求为导向，坚持公平与效率，严格按照区域规划，实行全行业统一管理，统筹兼顾，合理布局，满足不同人群、不同疾病谱、不同层次医疗需求，让患者获益、使社会满意，达到公平、合理、协调、高效，形成一个功能完善、层次清晰、布局合理、运行高效的医疗卫生服务体系。卫生资源配置要与当地社会经济发展协调一致，相互促进，实现卫生事业的可持续发展。

要强化政府的责任和主导地位，按照制订区域规划要求，打破行政隶属关系，统筹医院和城市社区卫生服务机构建设，加快公立医院的改革步伐，控制大型医院发展规模，充分发挥三级医院对下级医疗卫生服务机构的业务指导，接受转诊和培训技术人员等功能，发挥对危难重患者的救治作用，提高我国医疗技术水平和研究水平，回归三级医院的功能，改变目前卫生资源主要集中在大医院的现状。促进医疗卫生的分工负责、分层级管理，形成以综合医院为骨干、专科医院为补充，社区卫生服务中心（站）的“医院+社区卫生服务机构”卫生服务模式和二级医疗网，鼓励各类医疗机构合作、合并，组建医疗服务集团，真正实现“大病去医院，小病在社区”，不断加大政府财政对基层医疗机构和基本公共医疗服务的投入，保证基本公共医疗产品和服务的有效供给。按照规划整合现有的医疗机构，减少重复投入和低效配置，实现医疗资源的有效利用。逐步解决社区卫生服务机构人才匮乏、设备设施落后局面，发挥医院对社区卫生服务机构的带动和帮扶作用，实现技术、设备、信息共享，解决社区基本医疗和基本公共卫生服务问题，提高社区卫生服务机构的技术和服务能力。

加快城市社区卫生服务发展，不断调整完善城市社区卫生服务机构的布局，将城市社区卫生服务机构建设纳入城市社区建设当中，真正做到社区卫生服务工作是社区工作的重要组成部分，要把社区卫生服务工作纳入社区工作考核当中，实现政府的主导作用。街道办事处和居委会要为社区卫生服务机构提供房屋，要严格规划，在新小区建设和旧小区改造时解决社区卫生服务机构用房问题。社区卫生服务是我国一项覆盖全民的基本医疗卫生制度的保证，为群众提供安全、有效、便捷、廉价、可及的集预防、保健、健康教育、医疗、康复、生育指导"六位一体"的社区基本医疗服务和基本公共卫生服务。要以全科医学理论为指导，坚持公益性，要解决目前社区卫生服务机构不同隶属关系的不同待遇问题，一视同仁。要在真正意义上实现社区卫生服务机构的法人地位，不论是政府举办，还是企业、医院、大学和社会力量举办，都要统一标准、统一政策、统一管理。要加强政府管理和医保政策的引导，促使患者合理利用社区卫生服务机构资源，提高资源利用效率，保证较好的健康公平性，促进患者合理流向社区，有效控制医疗费用的不合理增长，解决基层医疗资源利用不足的问题。深化政府卫生行政管理体制改革，健全监督管理机制，强调政府责任，强化成本核算，完善预算管理，加强考核监督，确保社区卫生服务中心的正常运行，逐步建立科学合理的收支管理机制。要探索建立第三方监管体系，将政府对医疗卫生事业的直接管理模式改变为间接监管模式。通过建立相应的法律法规，在赋予或保障社区卫生服务机构相应权益的同时，必须履行规定的义务。政府的主要精力要集中在制定规则、正确导向、营造环境、调整利益、监管裁判方面，解决好卫生资源分配和医疗公平问题。

（二）完善城市社区卫生服务补偿机制

在新医疗体制改革中对公立医疗机构补偿机制的建立要强化卫生事业的公益性和政府职责。于德华等提出了以下 5 条原则：①强化政府在制度、规划、筹资、监管等方面的职责，强调公平、公益、基本和效率，从而实现医疗卫生的公益性；②加强卫生筹资体系建设，将医保预付资金、药品收入及对需方的投入全部纳入预算；③设计科学化的投入补偿机制，并与绩效管理紧密结合，将对医疗机构的考核结果与政府投入相结合，提高资金的使用效率；④根据医疗机构的不同功能及作用设计不同的补偿原则，要确保社区卫生服务中心的正常运行，而对公立医院则主要补贴成本不足的部分；⑤强调投入补偿机制应有助于调动医疗机构和医务人员的积极性。

城市社区卫生服务定位为政府实行一定福利政策的社会公益事业，因此政府应对社区卫生服务进行投入和补偿，这关系到社区卫生服务能否健康发展。政府财政要对社区卫生服务机构基本建设、房屋修缮、基本设备配置、人员培训、公共卫生服务及离退休人员费用等提供补助。一般来说补偿方式有两种：①按照社区人口、社区卫生服务机构承担的服务项目、服务数量和服务成本等核定经费，依据考核结果给予定额补助；②按照定岗定编核定基本工资，核定日常运转经费定项补助。要改变目前按机构和人员编制进行预算安排的方式，改为按项目编制预算，向绩效预算拨款转变，对社区卫生服务机构的补助选择定项和定额相结合的方式。建立和完善城市社区卫生服务补偿机制，提供强有力的财政支持和稳定的资金渠道是发展城市社区卫生服务的关键。

我国城市社区卫生服务机构的收入主要来源于有 3 个渠道，其中医疗和药品收入是主要渠道，其次为国家财政拨款，是一个复合式补偿模式。政府补偿的主要内容是社区公共卫生服务专项补助经费，该经费是政府按照城市社区卫生服务机构所管辖的服务人口和确定的社区公共卫生服务基本项目计算的，并纳入了政府财政预算。对非政府举办的社区卫生服务机构承担社区公共卫生服务任务，政府采取专项购买的方式予以补助。按照政府的承诺，政府要负担社区卫生服务的管理信息系统及设备更新的启动经费和培养经费，成本-效益高的群体预防保健项目，脆弱人群和主要危害人民健康的疾病防治，基本服务设施设备的提供，提供人员部分工资的投入。但是，目前我国城市社区卫生服务机构的资金短缺问题仍十分普遍，主要原因就是政府对城市社区卫生服务稳定的筹资政策尚未形成和到位，资金投入不足。

政府对城市社区卫生服务的补偿模式进行了大量尝试，全国各地也采取了一些不同的方式。政府对社区卫生服务的补偿按支付对象可划分为“补供方”和“补需方”。“补供方”也就是由公共财政补偿社区卫生服务机构的成本，根据补偿的程度要求社区卫生服务机构提供免费或低收费的服务。“补需方”就是政府财政向城市社区卫生服务机构直接购买服务。顾亚明等总结提出了我国目前存在 7 种补偿模式，即养人办事模式、收支两条线模式、定额补助模式、条目预算模式、内部合同模式、外部合同模式和公共卫生服务券模式。总之都是“补供方”和“补需方”的具体方法，各种方法都存在利弊，核心问题上还是要根据现实社会的不同情况互相兼顾。

完善城市社区卫生的补偿机制就要发挥多元化城市社区卫生服务组织的协同作用，将不同隶属关系的城市社区卫生服务机构统筹管理，打破条块格局，平衡好“补供方”和“补需方”之间的关系，形成多渠道筹资格局，引进竞争机制，提高服务质量和效率。目前，政府主办的社区卫生服务机构资金来源政府财政拨款的比重较高，执行国家政策较好，但“等、靠、要”问题突出，造成工作完成不到位现象；而非政府主办的社区卫生服务机构资金来源主要是社区基本医疗收入，只能得到社区公共卫生服务专项补助经费，常出现牺牲公共卫生服务质量的现象。城市社区卫生服务机构存在资金不足问题，不利于引入竞争机制，不利于激励机构提高服务质量和效率。

完善城市社区卫生的补偿机制就要与医疗保险制度紧密结合，形成城市社区卫生服务与医疗保险制度的共同发展。这方面国外有成功的经验可以借鉴，社区卫生服务机构很好地发挥了健康和保险的“守门人”作用，世界上没有一个国家采用单一的筹资补偿方式，西方发达国家筹资补偿方式通过社会保险（国家保险或福利保险）和私人保险，社会保险覆盖了大部分居民的卫生服务需求，一些中等收入国家采用了社会保险、私人保险和自费相结合的方式，而低收入国家采用的方式多种多样，包括自费、社会保险、社区筹资、私人保险及贷款与资助等方式。要提高认识，不能把医疗保险只看成对社区卫生服务的报销或补偿方式，而要认识到是社区卫生服务的重要管理、调节和控制方式，医疗保险与社区卫生服务是相互依存的关系，要以功能层次分明的医疗卫生机构形成的分级医疗管理模式，引导患者在社区卫生服务机构接受医疗保健服务和基本医疗服务，促进医保资金的合理使用和医疗保险制度的持续发展。

完善城市社区卫生的补偿机制就要加速卫生资源向社区转移，优化卫生资源配置，加大公共财政扶持力度，坚持政府对社区卫生服务的定额补偿，加强监督，完成好属于公共和准公共卫生产品的服务，进一步完善社区卫生服务收费标准和价格管理体制，规范社区卫生服务项目内容，合理的服务收费补偿是社区卫生服务机构的重要筹资方式之一。理顺补偿机制，促进社区卫生服务健康和可持续发展。

建立和完善城市社区卫生服务补偿机制是一项复杂的社会卫生工程，合理筹集和配置卫生经费和资源，强调政府责任，对公共卫生产品和准公共产品实行政府购买，保障社区卫生服务的基本经费需求。发挥好社会各方力量和医疗保险的作用，促进多元化补偿机制的形成；引入竞争和激励机制，理顺价格体系，保证城市社区卫生服务持续稳定发展。加强和落实成本核算和绩效考核体系，实行城市社区卫生服务收支两条线和全面预算管理，管理部门建立统一规范的“收入”与“支出”两个账户，严格考核，社区卫生服务机构在坚持公共和公益的基础上，不足的费用由政府补偿，社区卫生服务机构的收入全部缴入管理部门的“收入”账户，支出根据预算和收入情况，由管理部门审核后拨付到“支出”账户上。收支两条线管理改变了医疗机构片面追求经济利益的做法，切断了医务人员的奖金报酬与药品、检查收入的直接联系，降低了就诊费用；严格成本核算，建立以工作效率、服务质量、群众满意度等为主要考核内容的绩效考核体系，把社区卫生服务机构的积极性转移到为居民服务的轨道上来。

关于药品零差率的补偿机制问题，基本药物制度是我国医药卫生体制改革中的一项重要制度，其目的是确保人民群众公平可及地获得基本药物，控制药品费用，减轻群众药费负担。实现药品“三统一”和基本药物零差率制度，政府对社区卫生服务机构进行专项资金补贴，以保证基层医疗卫生机构的正常运转和良性发展。要加强基本药物各环节政策的综合协同效应，在基本药物遴选、生产、招标、采购、配送、零差率销售、报销、合理使用和监督执法等环节进行综合监管，确保最终实现基层群众对廉价基本药物的可获得性和可负担性。药品管理是一个复杂的系统工程，牵涉的利益集团较多，相互的博弈造成错综复杂的玄机，治理就应该从源头抓起，简单地执行药品零差率制度、药品集中招标制度不能解决目前药品供销领域的问题，治标不治本，造成新的一轮药品中间环节涨价、集中招标后药品价格反升的现象屡屡发生，通过笔者的分析也可以证明这些问题。

（三）健全城市社区卫生服务管理体制

新医疗体制改革方案提出建设覆盖城乡居民的公共卫生服务体系、医疗服务体系、医疗保障体系、药品供应保障体系，形成“四位一体”的基本医疗卫生制度。医疗卫生工作只有将重心放在国民整体健康素质提升上，提高整体健康意识和健康素养，强化对危险因素的干预和控制，实施全方位的健康促进和健康管理，才能实现医疗体制改革的最终目标。有数据显示，当前我国 20% 的国民（患重大疾病和慢性病人群）占用了 70% 的卫生资源，而 80% 的国民（一般小病和相对健康）仅用了 30% 的卫生资源。快速的经济和社会发展导致的生态环境不断被破坏，加上饮酒、吸烟、少运动、暴饮暴食等不良生活行为习惯没有得到有效控制，造成恶性肿瘤、心脑血管系统疾病、慢性病等的高发。改变目前国民的健康状况和威胁，就要从健康促进和健康管理入手，就必须加强城市社区卫生服务体系建设。

我国医疗体制改革需要不断完善卫生管理体制，卫生管理体制是指国家依法将卫生管理组织系统内部的组织机构设置、隶属关系、责权利划分及其运作制度化的总称。我国现行卫生管理体制是“条块结合、以块为主、分级管理”。其中最重要的内容就是区域卫生规划，针对区域内主要的卫生问题，通过统筹规划与合理配置卫生资源，以满足区域内全体居民的基本卫生服务需求，使卫生资源供给与卫生服务需求保持平衡。区域卫生规划是政府在社会主义市场经济体制下，对卫生事业进行宏观调控的重要手段，是区域内合理配置资源和有效利用卫生资源的必然要求，城市社区卫生服务机构的布点就是按照政府的区域规划，由政府和不同的机构建立的。医疗保险制度是我国医疗卫生工作运行中的主要管理制度，是一种为国民提供防病治病等卫生服务的综合性措施和制度，包括医疗卫生机构服务方式和医疗费用的负担方式；它是维护人民健康、促进社会进步与发展的重要社会保障制度。在城市社区卫生服务管理中，社区首诊负责制和双向转诊制度是核心，双向转诊制度要在医院分级管理的基础上才能得到有效运作，我国的医院分级管理是吸收国际“区域卫生规划”的新思想和借鉴国际上医院评审的经验所建立和实行的有中国特色的医院宏观管理体制，依据医院功能的不同能级、任务，不同规模、技术、设施条件、医疗质量和管理水平，将医院分为不同级别和等次的标准化管理与目标管理，达到充分利用医疗卫生服务资源的目的。

不断完善组织体系建设，强化城市社区卫生服务管理。目前，城市社区卫生服务管理网络较为健全，卫生行政部门都设立了专门的管理机构，对城市社区卫生服务进行业务指导、绩效考核和监督管理。要探索新型管理模式，将社区卫生服务真正纳入政府社区的管理工作中，探索实施了街道办事处、居委会和社区卫生服务机构共同负责的协同模式。政府要在城市社区卫生服务管理中发挥政策规制的制定作用、资源投入的保障作用、服务系统的重构和部门协调作用以及行业管理和监督作用。城市社区卫生服务的发展涉及众多部门，包括国家卫健委、国家发改委、财政部、中央编办和国家人保部等核心部门，卫生部门与其他部门的跨部门合作机制有待加强，需要各相关部门履行各自的职责。国家卫健委负责引领社区卫生服务的发展；国家发改委负责将社区卫生服务发展纳入国民经济和社会发展规划，根据需要安排社区卫生服务机构基础设施建设投资；财政部制定社区卫生服务的补助政策，决定投向社区卫生服务的资金；中央编办决定社区卫生服务的人员编制和规模；国家人保部制定医疗保险制度与社区卫生服务的衔接政策。

在医疗机制改革中要加快体制机制的改革，社区卫生服务机构要明晰产权，优化产权结构，形成产权的多元化，明晰资产所有权和经营权，防止新的“大锅饭”行为，造成人浮于事，缺乏活力。改变社区卫生服务机构自主权不平衡、市场化程度低、缺乏政府监管机制和必须承担的社会功能界定不清等问题。要打破国家和集体垄断过多、负担过重的局面，鼓励社会资本进入医疗服务领域，减少政府直接举办的医疗机构数量，使政府职能从“办医院”转向“管医院”，由投资医院转换到购买和分配医疗服务，促进医疗卫生服务的均等化和医疗救助等，保证人人享有健康，提高卫生服务的社会公平性。承担疾病预防、妇幼保健、健康教育、残疾人康复等工作，使公众就近得到安全、有效、经济、方便的医疗卫生服务。产权制度的改革将解决人事制度的顽疾，促使职工身份的真正转变，打通人员“进出通道”，促进人才合理流动，使医生与社区卫生服务机构的关系逐步向劳动合同关系转变，实现真正的全员聘用合同制。

改革社区卫生服务机构的运行机制，实施收支两条线。加快推行收支两条线管理的实施。建立科学合理的补偿机制，从经费投入上给予保障，从机制上切断社区卫生服务机构的趋利行为，确保社区卫生服务的公益性。另外，为避免由于政府全部兜底可能带来的资金浪费、效率降低和“大锅饭”现象，细化社区卫生服务机构成本，进行成本核算管理，加大绩效考核力度，开展居民满意度评价，提高工作效率。社区卫生服务机构的收入统一上交管理部门的“收入”账户，资金的使用要按照预算管理的要求，根据年度财务预算和收入情况经过资金审核后拨付到“支出”账户，集中收付，确保基本医疗和公共卫生服务的公益性要求。

人才队伍建设是社区卫生服务可持续发展的核心要素，要采取有效措施，不断推进人事制度改革，加快城市社区卫生服务机构的人才队伍建设，提高人才队伍质量和素质。采取优惠政策吸引人才，通过引进、返聘等手段，不断充实社区人才队伍。要根据服务范围、服务人口、经济和社会条件、基本医疗和公共卫生工作量，严格核定人员编制，科学设置岗位，坚持按岗聘用、竞聘上岗、合同管理，实行定编、定岗、不定人，建立能上能下、能进能出的用人机制。建立按岗定酬、按工作业绩取酬的内部分配激励机制，不断提高人员待遇，满足社区卫生发展的需要。加强人员培训，积极推动全科医师规范化培训、岗位培训、社区护理在岗培训等以提高技术服务水平。完善考核制度，加强绩效管理。建立科学公平、体现绩效的考核分配机制，实行“两考核、两挂钩”，即建立以服务数量、质量、效果、居民满意度为核心，公开透明、动态更新的工作任务考核机制。激励社区卫生服务发展，约束社区卫生服务行为，采取全方位、多层次、广参与、多形式的社区卫生绩效考核。加强社区卫生服务机构的业务规范管理，建立以岗位责任制为核心的各项规章制度、操作规程和工作规范。加强社区卫生服务中心和社区卫生服务站的一体化管理，形成统一的行政管理、人员管理、财务管理和业务管理制度，明确职责分工，加强业务指导，形成社区内规模有别、业务协作、统一管理的社区卫生服务网络。

深化城市医疗服务体制改革重点是创新体制、转换机制、面向市场、鼓励竞争，推动经营性卫生机构的改革和发展。政府要通过加强宏观调控，鼓励公平竞争，实现医疗机构多种所有制并存，形成投资主体多元化格局，共同发展。打破行业垄断和条块分割，使经营性医疗机构成为自主经营、自负盈亏、自我发展、自我约束的市场主体，改变公立医疗机构一统天下的状况。在区域卫生规划指导下，构建公立医院为主导、私立医院为补充、政府调控下的基本医疗服务体系。形成以大型骨干医院为龙头，以资产为纽带，推进医院集团化建设，带动社区卫生服务发展。改变卫生资源重复配置、条块分割、布局不合理现象。在医疗服务市场中要保持一定数量的政府举办的公立医疗卫生机构，发挥引导私立医院的经营行为，削弱其追求利润最大化的目的，平抑医疗服务市场价格，保护医疗服务需求者的权益，纠正市场“失灵”，提高医疗服务的公平性。

社区卫生服务机构与医院作为城市新型两级卫生服务体系的主体，要加强分工合作。可采取多种形式的合作模式，例如大医院主办、医疗共同体、大医院管理、医疗协作、对口支援和帮扶、联合体等合作模式。通过预约服务、网络会诊、辅助检查互认等形式加强合作，形成区域资源共享，加快推进医保社区首诊制和双向转诊制度。财政经费和医保基金是社区卫生服务行业的主要经济来源，改革支付方式，不断完善医保政策，发挥医保对社区卫生服务发展的支持作用。

新医疗体制改革的一个重要任务就是要重新配置医疗卫生资源，强化社区卫生服务系统，大力发展社区卫生服务机构，促进医疗服务社区化，实现在社区解决绝大部分人的绝大部分医疗卫生问题。加强医疗卫生管理法治化保障公民的生命健康权益。卫生事业的发展有赖于医学科学的发展，同时也有赖于社会政治、经济、文化发展，特别是法律保障。建立和完善卫生法律法规体系，从行政管理为主向依法管理为主转变。在医院产权制度改革和投资主体多元化的改革中，调控社会资本追逐利益行为，就必须完善各种准入标准，包括健全社区卫生服务机构的准入机制，从技术层面制订各种卫生和技术标准，依法规范医疗行为。

二、完善城市社区卫生服务体系

（一）强化全科医学理论的引领作用

全科医学理论对社区卫生服务各项工作给予了详尽的论述，全科医学具有不可替代的研究对象和领域，具有特定的概念、原理和命题所构成的理论和知识体系，以及独特的学科知识生产方式。全科医学是整合生物医学、行为科学和社会科学的一门具有独特价值观和方法论的综合性临床医学学科。全科医学理论是为个人及其家庭提供连续性、综合性、协调性、个体化和人性化的医疗保健服务时所运用的知识、技能和态度，主要研究各种类型的社区常见健康问题以及综合性地解决这些健康问题所需要的观念、方法和技术。全科医学应用综合方法来研究作为一个整体的人及其健康问题，以整体健康维护与促进为方向的长期综合性、负责式照顾，并将个体与群体健康融为一体。其他临床医学各个专科是在一定范围和领域内向纵深方向研究发展，能解决的问题往往越来越难，范围越来越窄，忽视了患者与环境、疾病与患者、躯体与精神以及各器官系统的有机联系，以疾病为中心，独立地看待问题。全科医学的知识和技术则在达到一定深度时横向发展，一定的深度是指处理社区常见健康问题而不是疑难的专科化问题，横向发展是以患者为中心，以生物 - 心理 - 社会医学模式，用相互联系、协调、整体的眼光看待问题，是一个独特的、广度上的、横向的临床医学学科。全科医学研究的是社区常见健康问题，以家庭为单位，重视“家庭”这一要素与个人健康的互动关系，认识个人的健康问题，其核心内容是“以家庭为单位的初级保健服务”。全科医学虽然强调技术水平的重要性，但更注重艺术水平，是研究患者、理解患者、服务于患者、着重满足患者需要的学科，是最具人性化的医学学科。全科医师注重人胜于病，注重伦理胜于病理，注重满足患者的需要胜于对疾病的诊疗，着重提供以患者为中心的服务。

要加强全科医学学科建设，建立全科医学理论平台，组建学术队伍和师资队伍，培养高素质的师资和学术骨干，加强科研工作，加大继续医学教育力度。我国的城市社区卫生服务的发展必须遵循全科医学理论，加强内涵建设。由于制度安排、资金投入、人力资源等诸多因素的影响，制约了社区卫生服务事业的发展。目前存在的主要问题是职能不明晰，公共卫生服务的许多工作是以项目形式开展的，而不是基本工作。基本医疗服务工作内容缺乏与其他医疗机构的衔接，社区首诊负责制和双向转诊工作不到位，服务内容不统一、工作不规范、效果不理想。综合性服务能力不强，除了孕产妇保健、儿童保健、预防接种工作开展时间较长，基础较好，工作规范外，社区的健康教育、健康档案管理、慢性病管理、健康干预、精神病患者监管、残疾人康复等工作存在问题较多，甚至流于形式。坐等患者，重医疗，轻预防，工作重点没有放在健康促进上，没有将社区卫生服务“六位一体”的功能很好地整合起来。

城市社区卫生服务工作的完善促进了全科医学理论体系的发展，加强社区卫生服务内涵建设是适应深化医疗体制改革的需要，解决内涵建设上存在的问题，必须要在制度顶层设计调整的基础上，在明确体现公益性途径的基础上才能得到很好的实现。加强社区卫生服务内涵建设就要不断完善城市社区卫生服务网络建设，通过区域规划，合理布局，规范建设，将城市社区卫生服务中心（站）固定下来，加大政府投入力度，按照国家的统一要求建设标准化社区卫生服务机构，形成 15 分钟服务圈，因地制宜、统一规划、严格标准、分类指导、分步实施，改变目前社区卫生服务机构租房办医的局面，真正健全城市社区卫生服务的网底。体现公益性就不能让社区卫生服务机构自己解决用房问题，要打破目前城市社区卫生服务机构行政隶属关系的束缚，由政府出资建设。

预防为导向是全科医学的重要原则，要进一步明确社区卫生服务机构的职责和功能，调整管理体系，改变目前公共卫生服务政府购买的方式，改变重医疗、轻预防的局面，改变创收的冲动，激发社区卫生服务机构主动进行健康促进、预防疾病发生的积极性。在当前，特别要重视公共卫生服务项目的效果问题，认真梳理工作规范和管理制度，强化监管措施，保障实施项目效果。要整合社区“六位一体”的医疗、预防、保健、康复、健康教育、计划生育技术指导等综合服务职能，把各项工作有机地结合起来，以人为本，改变医学模式，调整服务方式。要重视公共卫生管理工作，公共卫生事件往往责任重大，直接影响着社会的稳定，特别是突发公共卫生事件报告工作，责任重大，应加强培训，做到人人知晓，及时上报。要将各方面的工作有机地结合起来，全面提升社区卫生综合服务能力。加强城市社区卫生服务团队式服务模式建设，完善以家庭为单位的健康服务，实现对社区居民健康的全程管理，促进居民的健康发展。社区疾病预防和保健工作是构建社区卫生服务守门体制的重要基石，例如儿童计划免疫、儿童健康体检、牙病预防、生殖健康、新婚保健、母乳喂养、更年期保健、妇科疾病普查普治、青春期问题预防、老年健康问题、慢性病预防、亚健康人群健康问题的干预、定期健康体检等，对促进整体健康水平作用巨大。社区中医药服务是中国社区卫生服务的特色，中医“治未病”理论在民众健康促进上可以发挥很好的作用，开展中医特色的养生保健、食疗药膳、情志调摄、运动功法、体质调养等工作，运用中医理论辨证论治处理社区常见病、多发病、慢性病，根据“简、便、廉、效、验”的原则，充分运用中药、针灸、推拿、火罐、敷贴、刮痧、熏洗、穴位注射、热熨、导引等中医药方法，发挥中医药的技术优势。加强社区卫生服务的能力建设，加快人才队伍建设，从人才引进、培养、管理和保障等多方面着手，发挥人才队伍在社区卫生服务发展中的基础作用。

要加强社区卫生服务的文化建设，在医疗卫生服务活动中逐渐形成并且为所有员工所认同的群体意识及社会公众对社区卫生服务的整体认知，形成管理信念、价值趋向、行为规范、优良传统和员工的依赖感、责任感和荣誉感等，形成稳定的文化传统，凝聚力量、统一思想，促进社区卫生服务工作的全面发展。创新社区卫生服务运行机制，完善社区卫生服务考评机制。按照政府制定的目标，建立政府卫生行政部门对社区卫生服务机构逐级考核的综合绩效评价制度，并与分配挂钩。绩效考核要实行收支两条线管理，不能以经济指标为主要考核内容。要加强对口支援工作和多点执业工作，加强信息化建设，建立医疗健康资源信息共享平台，将社区居民的健康档案、社区就诊记录、住院病历资料等患者的健康信息均纳入信息系统中，实现社区居民生命全过程的跟踪健康服务管理。绩效考核要对组织绩效和人员绩效进行评价，要注意与组织的发展目标相一致，要易于实施、简单明了、全员参与沟通，改变以门诊量、处方量、检查量作为衡量医务人员工作效率的指标并决定个人收入分配的做法，将收入分配与服务水平、数量、质量、居民满意度等挂钩，向关键岗位和一线人员倾斜。

全科医学的形成和发展是人类社会发展的必然产物，是医学从单纯生物医学模式向生物 - 心理 - 社会医学模式转变的代表。传统的专科医学以疾病为核心，以大医院为依托，以治疗为目标，高度依赖仪器辅助检查和药品，对患者的心理、情感、愿望重视不够。而全科医学以预防为目标、以日常生活方式干预为路径，使单一治疗目标转化为多元化目标，使很多慢性病在预防中得到避免或减缓其发病，发病后不加重、不致残，医疗费用低、浪费小；避免了重治疗、轻预防的做法，从而降低医疗费用。在现代科技条件下，专科医学通过还原方法探究人体某一系统、器官、组织、细胞等的病理变化，寻找疾病的根源。不断更新现代医学装备，从人体器官到组织细胞，从分子生物学到纳米技术，把一个活生生的有机体分解为碎片，以寻找消除人类疾病的良方。全科医学运用生物 - 心理 - 社会医学模式是思维方式的革命，转变了专科医学只注重生物机体各个器官系统的形态和功能的变化，由还原方法到“完整整体”的方法理解和处理健康问题，还原思路转移到注重人的完整社会生活环境，根据患者的生活、工作和社会背景及个性特征等因素来考虑和解决患者的健康问题。所以全科医学要充分尊重患者的知情同意权，转变由医师单方面做出治疗决定的权威模式，采取由患者与医师一起制订治疗计划的模式，实现医患关系的和谐。全科医学理论集基础医学、临床医学、预防医学、康复医学、医学心理学和医学伦理学于一体，体现了文化生态化的内在要求。全科医学的理念是以人为本，注重生活世界，医学文化由纯科学到文化生态化，全科医学是传统专科医学的新生状态。另外，专科医学与全科医学有着各自的用途和适用范围，随对象的不同特性与需要而定，相对于专科医学而言，全科医学更适合现代人的多层次需要。

（二）重视全科医师的培养及使用

全科医师是城市社区卫生服务的主力军，加快建设以全科医师为核心的基层医疗卫生队伍，提高整体素质和服务能力，才能实现人人享有基本医疗卫生服务的目标。世界医学教育高级会议通过的《爱丁堡宣言》指出，“一个效率高、成本效益好的卫生体制必须有全科医师对患者进行筛选，解决大多数人的健康问题，而只把很小一部分转给专科医师”。世界全科医师组织著名专家 Dicon 教授总结说：“任何国家的医疗保健系统若不是以受过良好训练的全科医师为基础，就注定要付出高昂的代价。”全科医师是城市社区卫生服务的中坚力量，是初级卫生保健的最佳提供者，是健康保健系统和医疗保险制度的“守门人”。建立健全全科医学人才培养体系是我国卫生事业发展和广大人民群众健康维护的迫切需要。

全科医师是经过全科医学专业培训的临床医师，目前我国临床医师的培养主要是通过高等教育，大多数的医师是医学院校临床医学专业的毕业生，少数人是其他临床专业，包括全科医学专业。现在，在社区卫生服务机构工作的全科医师主要通过转岗培训而来。岗位培训是我国专科医师培训的必经途径，目前国家已经启动了住院医师规范化培训工作，医学生在大学基本是不分专业的，参加工作后再经过专业培训成为各学科专科医师。全科医师的工作是以全科医学理论为指导，完成健康促进和疾病预防、常见症状和体征的评价与疾病诊断、常见急性与慢性病的医疗问题的处理，具体包括社区公共卫生服务和社区医疗服务两大类。全科医师并不是“全能医师”，不能要求他们什么疾病都能看，全科医师与专科医师是一种协同关系，全科医师解决健康问题是“横向”发展，而专科医师是“纵向”深入，二者有一个交汇点，在这个交汇点全科医师要向“横向”展开，从人的整体健康干预入手，服务于人的健康。在这个交汇点专科医师向“纵向”研究，从疾病的具体问题入手，向纵深突破，解决医学难题，保卫人类健康，二者是协作、协同关系。全科医师的能力和水平是实现城市医疗卫生新体系的关键，一个强有力全科医师队伍就可以使城市社区卫生服务机构发挥功能设计的目标，通过精湛的技术、优质的服务、低廉的价格吸引大批的患者，社区内居民看病会首选社区卫生服务机构。患者人数增多了也会促进全科医师技术水平的不断提高，进而形成良性循环，达到了国家对社区卫生建设的目标。

要不断加强全科医师的教育培训工作，对社区卫生服务机构的医务人员进行全科医学知识普及教育，使全科医师形成全科医学理论思维模式，以指导开展工作。要坚持按需办班的原则，学习要有针对性，要与日常业务相结合，采用项目集中办班、晨会、研讨等灵活多样的学习方式，注重实效。可以发挥网络教学的手段，制作全科医学规范化培训多媒体课件和视频资料，实现教学资源网络共享。可以采取上级医院指派专家下社区的方式，对社区卫生服务人员进行业务指导。做好以在职人员转岗培训等内容为重点的全科医师培训工作，采取脱产、半脱产或业余学习等方式，系统的理论授课与临床实践相结合的方法进行培训，经严格考核，颁发全科医师岗位培训合格证书。目前国家已经在全国范围内完成了第一轮的全科医师转岗培训，以后对新进人员仍需要不断培训，推进全科医师规范化培养工作。2011 年国务院发布《关于建立全科医生制度的指导意见》，将全科医师培养逐步规范为“5+3”模式，即先接受 5 年的临床医学（含中医学）本科教育，再在国家认定的全科医师规范化培养基地接受 3 年的全科医师规范化培养。全科医师规范化培养包括理论学习、医院轮转、社区实践等内容。实施规范化培训制度，是建立全科医学教育体系的核心，是培养全科医师、提高我国社区服务工作水平的重要措施和主要途径。

改革现行的大学教育体制，加强全科医师的培养，针对我国国情，研究制定出符合我国城市社区卫生服务工作发展需要的全科医师培养制度和教学体系，设立全科医学本科专业，硕士、博士研究生专业，形成多维度、立体的人才培养体系，发挥高等院校在人才培养方面的主力军作用。规范全科医师的继续教育体系，发挥各级不同人才的作用，鼓励社区卫生服务机构申报各级继续教育项目。加强人才引进，吸引人才，切实解决目前存在的学历结构低、服务理念差，以及医疗诊断能力和健康教育能力、预防保健指导能力水平偏低等现实问题。建立社区卫生服务人才培养机制，建立和完善人才流动机制。要加强政府的宏观调控，建立健全对社区卫生服务投入的长效机制，完善全科医师就业和管理、全科医疗质量考核体系等相关政策，切实解决全科医师的职称及福利待遇等问题，稳定全科医师队伍。

中医学“治未病”理论与全科医学理念相同，中医药治疗成本低，对某些感染疾病、老年病和慢性病等有较好的效果，具有良好的群众信任基础。因此，要重视中医药全科医师人才培养，使中医学与全科医学有机结合，造福百姓。

不断完善全科医学理论体系，进一步健全人才管理体系、评价体系、培养体系，体现全科医师的社会价值和贡献，得到社会和同行的尊重，让全科医师成为一个令人向往的职业，提高全科医学的地位。

促进全科医师队伍发展，除了培养和引进人才外，还应该采取有效措施稳定现有的全科医师队伍。当前全科医师队伍发展缓慢的主要原因是待遇差、社会认可度低、岗位配套政策不完善等，要想全科医师能够“引得进、留得住、用得好”，就必须采取一系列有效的政策和措施。要严格全科医师的准入机制，建立健全对全科医师的有效激励机制，改变医疗服务的定价机制和补偿机制，制定优惠政策，激发全科医师严格按照全科医学理论规范，调动从事社区卫生服务工作的积极性，保障全科医师的合理收入。

全科医师是经过全科医学专门训练的基层临床医师，服务内容涉及生理、心理、社会各层面的健康问题，是社区居民的健康代理人。这就要求全科医师具备强烈的人文情感、高度同情心和责任感。要有出色的管理能力，完成患者、家庭与社区居民的健康管理及社区卫生服务团队的发展与管理。全科医师必须有自信心、自控力和决断力，具有协调意识、合作精神和足够的灵活性与包容性。全科医师具备执着的科学精神和自我发展能力，保持与改善社区卫生服务的医疗和服务质量。全科医师具备疾病诊疗和照顾相关的医学知识与技能，了解患者健康问题的发生、发展及与康复相关的人文社会因素的知识与技能，以及与服务体系相关的知识与技能、职业价值观形成相关的知识与技能、与自身和团队业务发展相关的知识与技能等。全科医疗为社区卫生服务的学术核心和业务骨干，除了诊疗工作外，作为个人和家庭的责任制保健医生，还被赋予了承担群体与个体三级预防的任务与使命；承担发展“照顾医学”的任务与使命，围绕着“生命周期”，以生命准备、生命保护、生命质量为中心发展照顾医学的重任；承担重塑医生形象、推进卫生改革的任务与使命，重塑医生的良好形象、恢复密切的医患关系、实现卫生服务的公平性与经济性。

（三）加强城市社区卫生服务创新团队建设

中共中央、国务院2012年9月23日印发了《关于深化科技体制改革加快国家创新体系建设的意见》，对深化科技体制改革、加快国家创新体系建设提出了新的要求。医疗卫生行业也要紧跟国家科技创新的步伐，加快科技创新的速度，实现医疗卫生事业的腾飞。伴随着我国医疗体制改革的不断深入，城市社区卫生服务工作的深入发展需要不断科技创新来支撑。由于历史原因，目前我国的全科医学专业还比较薄弱，医学学科之间的交叉与渗透的程度越来越弱，单靠个人的力量进行科技创新已不能适应现代科技的发展，构建城市社区卫生服务科技创新团队，提高科技创新力量日益突出和重要。

科技创新包括科学创新和技术创新，科学创新包括基础研究和应用研究的创新，技术创新包括应用技术研究、试验开发和技术成果商业化的创新。科技创新就是从基础研究到应用研究、试验开发和研究开发成果的商业化的全过程，包括科学发现、技术发明和技术创新。医疗卫生服务机构具有公共性和企业性双重特性，城市社区卫生服务的科技创新同样也包括相关医学基础研究、临床应用研究，还包括一些技术项目的开发与应用，也存在商业化过程。目前，在医学各学科中全科医学是一个新兴学科，科技创新团队较为薄弱，加强城市社区卫生服务科技创新团队建设势在必行。贝弗里奇将科学创新描述为四阶段模式或五阶段模式。四阶段模式为搜集情报、深入思考、形成概念和评价新想法。五阶段模式为问题的识别、资料的搜集、假说的发明、实验和发表项目与城市社区卫生服务的科学创新，首先要提出问题，确定问题，鉴别问题，明确问题的内涵，分析问题；然后选用适当的方法，深入研究、思考，形成概念，回答问题。科学新概念的酝酿和选择、科学假说的建构和论证，是一种价值的评判过程，是一个集逻辑论证、实践检验和价值评价的综合过程。技术创新是与社会发展密切相关的生产技术方面的重大变革，是把科学理论物化为生产工具、生产产品或转化为生产者劳动技能的创新活动。舒姆彼得技术创新的内容包括由于企业家的创造活动而导致新产品的出现、新生产方法的引进、新市场的开辟、新资源的获得和新经营组织的形成 5 个方面。城市社区卫生服务技术创新也存在新技术、新产品、新工艺的研究开发、生产制造及其商业化应用有关的技术活动，采用新的工作方式和经营管理模式，提高医疗服务质量，开发和引进新的技术和方法，提供新的医疗服务，逐渐扩大医疗市场占有率，在服务社会的同时实现市场价值。

城市社区卫生服务科技创新团队建设是实现科技创新的基础，是科技创新的组织保证。城市社区卫生服务工作运用的是全科医学的知识，全科医学与各个医学专科之间相互交叉，全科医学是一门面向社区与家庭，融临床医学、预防医学、康复医学及人文社会学科相关内容为一体的综合性临床医学二级学科，以健康促进为中心，实现防、治、保、康一体化，是一个横向发展的学科。而各个专科是对某一个系统、疾病进行纵向深入研究，专科医学是全科医学的后盾。全科医学相关研究与创新是一项综合性的工作，城市社区卫生服务科技创新就需要各个专科医学的参加，形成科技创新团队，科技创新团队是实现全科医学科技活动社会建制化的基本单元。加强城市社区卫生服务科技创新团队建设可以有效提高科技创新效率，促进学科和科技人员之间的相互理解，规范行为，协调关系，达成共同目标。团队中技能互补，相互帮助和支持，把团队中每个人的目标融入和升华作为团队目标，为团队的荣誉而努力工作，提高创新效率。团队中全科医师与专科医师分工协作，彼此交流沟通，促进项目的深入研究，有助于各专科研究成果在全科医学领域中的应用，并发现新的学科增长点。通过城市社区卫生服务科技创新团队建设可以提升全科医学的学术水平，提高社区卫生服务机构的技术和服务能力，促进全科医学的学科发展。另外，可以有效提升城市社区卫生服务科技团队的竞争实力，形成强有力的组织管理，使全科医学人才安心地从事城市社区卫生服务工作。

我国城市社区卫生服务科技创新团队建设要具备任务导向性、关系依赖性、团队精神及协同性特征。任务导向性，主要通过建立清晰的团队目标和明确的团队规范加以体现。关系依赖性，科技创新团队成员之间是一个相互依赖、相互协同的关系，团队把不同知识、技能和经验的人组合在一起，实现相加和协同效应，表现为技能依赖、学科知识依赖、角色依赖，要注意科技团队的学科交叉、技能互补和结构的合理。团队精神，即团队整体的价值观、信念和奋斗意识，使创新团队的成员为实现团队的利益和目标而相互协作、尽心尽力。协同性，表现为所有团队成员齐心协力，为实现创新目标发挥各自的才智及技能，发挥集体的智慧，实现团队的集团成果，使团队业绩大于个人业绩的总和，创造出更大的价值。

依托科技创新领军人才，建立一支高水平的科技创新团队。科技创新领军人才是科技创新团队的灵魂和支柱，要正视城市社区卫生服务机构人力资源的现状，大胆在全科医师队伍中培育科技创新领军人才，委以重任，促进他们快速成长。另外，也可以从与全科医学关联度高的专科医师中选拔城市社区卫生服务科技创新领军人才，发挥他们的专业特长和科研能力，指导他们运用全科医学理论，带领全科医师队伍开展科技创新。科技创新领军人才的培养，既是一个日积月累的过程，也是城市社区卫生服务创新团队建设中需要重点推进的核心工作。

加强学术交流，“走出去，请进来”，拓宽视野，掌握医学前沿技术，实现自身跨越式发展。通过参加国内外学术会议，派出优秀人员到国内外先进机构进修学习，积极主动参加国家相关科研合作，请国内外专家讲学和指导工作，鼓励员工在职攻读学位以提升素质。加强科技合作，利用国内外先进的研究平台和基础设施，掌握先进实验技术和创新途径，不断提高自身的科研水平和研究效率。通过参加国内外学术交流，可以了解当前科研现况，掌握发展动态，查找自身不足，可以及时发现有哪些技术已经有了突破性进展，拓展全科医师的科研思路。注重城市社区卫生服务科技创新团队的人员梯度建设。加强年轻医务人员的培养，吸引有抱负、有能力、学识水平高的年轻人投身于全科医学，通过引导、鼓励、关心、指导和帮助，培育对科研工作的兴趣，树立献身科学事业的抱负，形成良好的科研团队梯度。城市社区卫生服务科技创新团队要吸收相关专科医师参加，相互补充知识技能，提升团队的综合实力。建立高水平的城市社区卫生服务科技创新团队，须重视领军人才的引进，领军人才对于团队十分重要，同时也需要配备一支基础较好的研究队伍，需要对团队中的成员引领和培养，需要社会的关心和支持。优秀的科技创新团队应具有平衡的角色结构、合理的素质结构、稳定的关系结构。

加强城市社区卫生服务科技创新团队的管理。要建立多学科合作的跨学科、跨部门、跨地域的开放式城市社区卫生服务科技创新团队，形成开放式、网络化的组织结构，根据具体工作任务和流程来组织团队，按照需要配置人员，弱化部门和学科之间的界限，加强沟通，团结协作，增强学科凝聚力。完善科技创新绩效考核体系，按照“公开、公正、民主、科学”的原则进行“按岗评价”，根据不同岗位的特点，设定评价要求。要按照考核标准严格进行考核，提高分配制度的激励效果，采用精神与物质激励并用的方式，形成良好的科技创新文化氛围。

三、城市社区卫生服务要以全科医学理论体系为指导

城市社区卫生服务是国家卫生工作和社区建设的重要组成部分，是新一轮医疗体制改革的重点内容。全科医学理论是指导社区卫生服务工作的理论工具，全科医学强调以人为中心、以家庭为单位、以社区为范围、以整体健康的维护与促进为方向的长期综合性、负责式照顾，将个体与群体健康融为一体。全科医学的目的不仅仅是对抗疾病和死亡，而是提高人们的生命质量和预防早死。伴随着我国经济的快速发展，大力发展城市社区卫生服务，提高健康保障水平，满足人民群众日益增长的卫生服务需求，建立与社会主义市场经济体制相适应的医疗卫生服务体系是当前的任务之重。虽然我国的社区卫生服务工作得到了快速发展，但随着医疗体制改革的不断深入，解决目前呈现的城市社区卫生服务工作深层次矛盾问题，就必须强化以全科医学理论体系为指导，不断完善管理，增强服务能力，承担起人人享有健康的重任。社区卫生服务机构具有公共性和企业性双重特性，计划免疫、传染病控制、健康教育等公共卫生服务具有非竞争性、非排他性特点，都属于公共性，政府提供的医疗服务标准也具有双重性，既注重效率又注重公平。公共物品必须由政府提供，其边际成本趋于零，存在市场失灵的可能。对于具有高度外部性医疗卫生服务产品，政府应当部分或全部承担，包括基础医疗设施、公共卫生环境、公共卫生制度的建设，疾病普查、疾病预防、医疗保健、传染病防治、预防接种、健康教育等。对于私人物品应该由私人提供，准公共物品如果单独依靠私人提供就会给社会带来负面外部效应，应该由政府和私人共同提供。全科医学理论指导我们不断完善城市社区卫生服务体系，以生物 - 心理 - 社会医学模式，用相互联系、协调、整体的眼光看待健康问题，研究社区常见健康问题，重视家庭这一要素与个人健康的互动关系，认识个人的健康问题，其核心内容就是“以家庭为单位的初级保健服务”，应用综合的方法来研究作为一个整体的人及其健康问题，以整体健康的维护与促进为方向的长期综合性、负责式照顾，并将个体与群体的健康融为一体。要以全科医学理论为指导，不断完善卫生管理体制，统筹规划，合理配置卫生资源，落实社区首诊负责制和双向转诊制度为核心的分级医疗管理，完善城市社区卫生服务的补偿机制，做好社区居民的基本医疗服务和公共卫生服务，保障人民的健康。

四、城市社区卫生服务要充分体现公益性质

城市社区卫生服务定位为政府实行一定福利政策的社会公益事业，承担着社区居民的基本医疗和公共卫生服务。全科医学以预防为目标、以日常生活方式干预为路径，强调健康干预，实现健康促进。社区卫生服务机构不是以医疗为单一目标，而是对社区居民从出生到死亡生命全过程的监护和照顾，通过社区卫生服务工作让居民不得病、少得病、晚得病、得小病、不得大病，得病后不加重、不致残，采用多元化目标，降低医疗费用、较少浪费，守护健康。城市社区卫生服务的工作重点是健康促进，其中公共卫生服务只能完全是公益性的，从事的基本医疗服务也只是解决一些基本的医疗问题。城市社区卫生服务体现公益性是国家医疗卫生政策的需要，是落实党和国家医疗卫生政策的体现，是医疗体制改革的重要目标。目前城市社区卫生服务机构的网络已经较为完善，由于隶属关系

多元化，政府投入不足，社区卫生服务机构需要通过医疗行为进行创收，以弥补经费的不足。

社区卫生服务机构要突出其公共性属性，淡化其企业性，这就需要在制度的顶层设计上进行调整，改变目前对于非政府举办的社区卫生服务机构的政策差异，实行全国统一的管理政策和办法，打破行业壁垒和隶属关系，采用人、财、物的统一管理，统收统支，收支两条线，建立科学合理的补偿机制，政府要承担起社区卫生服务的全部费用，改变医疗机构片面追求经济利益的做法，从机制上切断社区卫生服务机构的趋利行为，确保社区卫生服务的公益性。同时要加强监管，完善以居民健康为主要目标的绩效考核体系，避免由于政府全部兜底可能带来的资金浪费、效率降低和“大锅饭”现象，切断医务人员的奖金报酬与药品、检查收入的直接联系，降低就诊费用，严格成本核算，建立以工作效率、服务质量群众满意度等为主要考核内容的绩效考核体系，引导社区卫生服务工作真正转移到维护居民健康上来，从根本上改变医疗卫生机构进入市场后医疗卫生服务市场失灵的现象。要让人们公平地享受到医疗卫生资源，获得医疗卫生资源的机会、过程、最终结果公平就是对公益性的体现。医疗卫生服务是患者的必需品，也可以成为患者的奢侈品。这一特点造成了涨价不会减少医疗需求，降价、免费可以增加需求的局面。要运用好价格的调节杠杆作用，尊重价格规律，遏制医疗服务的奢侈品性质，减少医疗需求的放大作用。政府应当承担起对弱势群体的救助责任，扩大医疗保险覆盖范围，加强医疗救助活动。加大保障社会公平等方面的投入，合理调整就医结构，完善补偿机制，理顺医疗成本和价格，在制度经济学理论指导下加快推进医疗体制改革，促进城市社区卫生服务发展。

五、从顶层设计着手解决社区卫生服务的制度安排

我国的医疗体制改革要求进一步健全城乡基层医疗卫生服务体系，普及基本公共卫生服务，提高基本医疗卫生服务可及性，有效减轻居民就医费用负担，完善以社区卫生服务为基础的新型城市医疗卫生服务体系。伴随着医疗体制改革的不断深入，一些深层次的矛盾问题逐渐显现，总结我国 17 年来城市社区卫生服务工作的成绩，分析积累的问题，提出改进意见，持续改进，不断发展，以实现人人享有健康的战略目标。我国城市社区卫生服务工作存在的问题较多，主要包括观念认识上的落后，政策法规体系不健全，相关法规不配套，医保政策不完善，政府对社区卫生服务事业的扶持力度不够，投入严重不足，缺乏严格的准入标准，服务定位不准确，发展方向不清晰。把社区卫生服务看成单纯的医疗，不了解社区卫生服务的功能和意义，未建立预防、保健观念，存在“重医疗、轻预防、轻保健”现象。工作人员素质参差不齐，专业技术水平有待提升，缺乏绩效考核和激励机制，工作强度较大，收入低。业务用房紧张，设备设施陈旧，信息系统建设不完善。双向转诊制度和首诊负责制执行力较差，导致社区卫生服务机构“吃不饱”，大医院“吃不了”，群众“看病难、看病贵”问题难以解决，影响医疗体制改革的深入推进。这些问题的解决必须从制度的顶层设计调整做起，解决制度安排问题。例如将“卫生服务”与“医疗服务”相互混淆，统称为“医疗卫生服务”。把“公共卫生服务”与“基本医疗服务”相互混淆，统称为“社

区卫生服务”。混淆了“社区卫生服务”与“社区医疗服务”，将二者看为相同，相互替代。从市场经济或商品经济角度看，社区公共卫生服务和社区医疗服务是属于两种不同性质的产品。私人产品应由市场来提供，公共产品则由政府提供，介于两种产品之间的准公共产品，既可以由政府提供，也可以由市场提供。笼统的“社区卫生服务”中既有私人产品的特点，又兼公共产品或准公共产品的特征，不加以区分就由市场提供，也由政府负责提供，造成管理上的混乱。所以必须尊重经济学规律进行制度设计，实施管理。要强化政府的责任和主导地位，按照制订区域规划要求，优化资源配置，统筹医院和城市社区卫生服务机构建设，加快公立医院的改革步伐，控制大型医院发展规模，充分发挥三级医院对城市社区卫生服务机构的业务指导，接受转诊和培训技术人员等功能，发挥对危急重患者的救治作用，提高我国医疗技术水平和研究水平，回归三级医院的功能，改变目前卫生资源主要集中在大医院的现状。促进医疗卫生的分工负责、分层级管理，形成以综合医院为骨干、专科医院为补充，与社区卫生服务中心（站）合作、合并，组建医疗服务集团，真正实现“大病去医院，小病在社区”；不断加大政府财政对基层医疗机构和基本公共医疗服务的投入，保证基本公共医疗产品和服务的有效供给。按照规划整合现有医疗机构，减少重复投入和低效配置，实现医疗资源的有效利用；加大社区卫生服务的科技和人才工作力度，不断提高社区卫生服务的技术和服务水平，提升社区卫生服务机构的基础能力，促进学科发展。

城市社区卫生服务工作的重点内容之一就是要落实首诊负责制和双向转诊制度，建立社区卫生服务机构与大医院之间分工协作、覆盖全面、双向转诊的城市医疗服务体系，“小病在社区，大病进医院，康复回社区”的医疗模式将成为一种必然选择，双向转诊是优化配置有限卫生资源的一个很好的制度安排。在计划经济时代，我国的公费医疗制度和劳保医疗制度一直执行着转诊制度，不同的医疗机构管辖不同的医疗服务区域，患者就医首选基层医疗机构，需要到上级医疗机构就医时必须逐级转诊，治疗完成后上级医疗机构也需要将患者转回原定点医疗机构。改革开放后伴随着市场经济的发展和医疗行业引入市场经济，虽然促进了医疗卫生行业的大发展，但是医疗三级网络崩溃，市场化导致转诊制度消亡。国外社区卫生服务工作开展较好的共同特点就是“守门人”制度执行得较好，社区卫生服务制度比较成熟，有严格的全科医师准入制度，有一支在技能和知识的广度上并不亚于专科医师的全科医师队伍。居民愿意并且信任全科医师的首诊，居民看病必须先到全科医师处就医，到医院就诊必须要由全科医师的转诊（急诊除外），否则医疗保险部门不予支付医疗费用，医疗保险制度发挥了强制执行“守门人”制度的作用，确保了首诊负责制和双向转诊制度的落实，切实调控了医疗资源的合理使用，社区卫生服务机构发挥了医疗“守门人”和医保“守门人”的作用。当前我国没有医疗保险强制下的“守门人”制度作为保障的首诊负责制和双向转诊制度机制，开放管理，自由选择，从表面上看是方便了群众，引入了竞争机制，意图促进医疗卫生机构改变作风，提高服务质量，但是从制度经济学视角分析就可以发现制度设计的缺陷。解决社区卫生服务和双向转诊工作的难题，关键是制度的设计和完善，建立适合我国国情的“守门人”制度，只有这样才能从根本上解决问题，从源头上治理才能取得好效果。按照我国医疗卫生服务体系的设计，综合医院和专科医院主要完成各自等级相应的疾病诊治，三级医院的重点是急危重症、疑难病症的诊疗，社区卫生服务机构从事基本疾病的治疗和公共卫生服务工作。发展城市社区卫生服务，就要强化全科医生健康和医保的“守门人”作用，医疗保险部门要转变观念，完善医保的支付政策，促进社区卫生服务从重医疗向重预防转变，增加纳入基本医保支付范围的社区卫生服务项目，促进合理分流患者，控制医疗费用，突破只管医疗不管预防，从保障治病扩大到保障健康。完善“守门人”制度需要卫生与劳动保障部门的共同努力，完善制度体系和监督机制，明确转诊的程序、标准，规范转诊中的各项规章制度，加强社区卫生服务机构的软硬件建设。要将我国的医疗卫生服务体系与医疗保障体系紧密结合，整合城市职工医疗和居民医疗保险、新型农村合作医疗保险，形成统一的全民健康保障体系，从保医疗变为保健康，形成健康、医疗一体化保障模式，建立以“家庭医生”为核心的健康、医疗“守门人”制度，采取区域规划和就近的原则，由“家庭医生”管理居民的健康，以居民健康，少生病、不生病为考核目标，改变目前医疗机构的收益依赖就医患者的增多而增加、依赖增加居民的医疗消费而创收的状况。要将健康的保险费用在健康促进上，而不是等到患病后负担大量的治疗费上，担负起健康保障体系中健康保险费用的管理重任，发挥好医保“守门人”的作用，使健康保险资金合理使用，减少浪费。

六、以双向转诊制度的落实为突破口发展社区卫生服务

完善社区卫生服务工作是一个系统工程，要从完善制度、人才培养、基础建设、运行机制、绩效监督等各个环节入手，综合治理。其核心是要从制度的顶层设计着手，抓住“守门人”制度这个关键环节，以首诊负责制和双向转诊制度的落实为突破口，全民推进社区卫生服务工作。通过调查得知社区居民对目前的社区卫生服务工作较为满意，大多数地区医疗保健的重点逐渐从医院向社区转移，社区卫生服务机构在医疗服务中发挥着重要作用。目前，我国在没有“守门人”制度和首诊到社区的制度保障，特别是医保部门只关心医保经费的管理，没有很好地和医疗管理部门配合参与到医疗卫生体系的建设与管理，社区卫生服务机构不能发挥医保“守门人”的作用。在现阶段未形成有效分级医疗管理的前提下，城市社区卫生服务机构与医院之间的双向转诊合作是一种具有长期、不完备、伴随着更多不确定性因素和风险因素等特征的契约关系，两个存在竞争关系、相互独立的利益主体之间存在经济利益上的冲突，这种利益冲突直接影响着双向转诊的畅通与效率。城市社区卫生服务机构和医院之间的双向转诊契约关系受到以上特征的限制，不可能设计出完全的契约，双方都容易产生机会主义行为，只能借助正式契约以外的其他组织机制加以限制。探索“三级医院＋社区卫生服务机构”一体化模式可能是解决双向转诊问题的一个可行手段，通过医院与城市社区卫生服务机构互动机制，以有效的关系契约来协调各方行为，建立长期合作关系，产生信任，防范机会主义行为。建立有效的分级医疗服务体系，加大城市社区卫生服务机构的资源投入，提高医疗服务能力和管理水平，使双向转诊具有效率。如何在现有条件下开展双向转诊工作有关项目管理分析报告提出的在双向转诊项目管理过程中将管理组织、矩阵式组织结构、工作分解结构、项目控制、信息化管理等目标管理理念技术引入双向转诊管理，可以推动医院管理科学化、效率化，对做好双向转诊工作具有积极意义。社区卫生服务工作必须整体推进，统筹考虑，没有完善的制度保障工作

则很难取得实效，例如社区卫生服务机构实施药品“零差价”的实践案例可说明问题。社区卫生服务机构的科技创新能力较弱，影响社区卫生服务的可持续性发展，只有注重城市社区卫生服务科技创新团队的建设，加强城市社区卫生服务科技创新团队的管理，才能提升全科医学的学术水平，提高社区卫生服务机构的技术和服务能力，促进全科医学的学科发展。

第五节 高校社区化卫生服务的全科医学改革

随着我国医疗卫生体制和城镇职工基本医疗保险制度改革，按照国家有关部门的部署，积极探索和开展全科医学培训及城镇社区卫生服务工作。高校校医院的改革是全国医疗卫生改革的一个组成部分，实施高校社区化卫生服务，是适应高校建设与发展的需要，是提高高校全体师生员工健康素质的重要举措，是高校科研、教学、临床等工作可持续发展的重要保障。因此，高校必须高度重视，尽快发展社区化卫生服务。

一、认清形势、转变职能

多年来，为了满足高校师生员工医疗卫生的需要，各高校都先后建立了校医院，主要是开展各种力所能及的医疗服务工作，为高校师生员工疾病的诊断和治疗服务。随着社会经济的发展和人们生活水平和保健意识的提高，高校师生员工对医疗卫生服务的需求日益增长，需要一个全方位、多层次的医疗卫生服务，即要求从单一的医疗服务模式逐渐发展为集预防、医疗、保健、康复、健康服务和计划生育指导于一体的服务模式。高校是一个相对独立的社区。高校，特别是综合性大学师生员工众多，居住相对较为集中，这就为高校校医院的职能转变、开展社区化卫生服务提供了有利条件。综合性大学往往历史悠久，进入老龄期的教职员工较多，迫切需要为他们提供上门诊视、治疗、康复及心理安慰等多方面社区化卫生服务。另外，随着高校间竞争的日益激烈和社会对人才的需求不断高涨，学生的学习压力和求职压力逐渐增加，大力开展健康教育和心理咨询等方面的卫生服务十分必要。因此，高校校医院应该认清形势，抓住当前医疗卫生体制改革的有利时机，制订高校社区化卫生服务的长远发展规划，有计划、有步骤地从转变观念入手，切实开展校医院的职能转变，以适应卫生改革和发展的需要，更好地满足高校师生员工日益增长的医疗卫生服务的要求。

二、制订规划、组建队伍

开展高校社区化卫生服务工作是一项长期任务，应该组织有关专家在充分调查研究的基础上，确定高校社区化卫生服务工作中的长期发展目标，选准突破口，制订切实可行的规划和措施，进行高校社区化卫生服务的队伍建设，集中人力、物力、财力，逐步、分阶段地开展高校社区化卫生服务工作。综合性大学学科门类齐全，如理、工、文、医等，并拥有实力很强的对外医疗机构，具有一批熟悉和掌握全科医学基本思想、基本知识、基本技能的专家教授和良好的培训设施，从而为校医院医护人员的全科医学培训与教育工作提供了良好的环境和条件。因此，综合性大学应该尽快制订高校社区化卫生服务发展规划，充分利用综合性大学的学科优势、人才优势和资源优势，成立全科医学培训与教育中心。一方面，为校医院的职能转变，培养合格的全科医学医护人员；另一方面，积极配合当地政府为开展城镇社区卫生服务做出应有的贡献。另外，高校也可以从先期开展的校医院医护人员的全科医学培训中积累经验，为开展校外医护人员的全科医学培训奠定基础，使这项工作尽快进入持续、健康、快速的发展轨道。校医院应该充分依托综合性大学的自身优势，首先分期、分批对现有的医护及管理人员进行短期培训，以普及全科医学知识和思想。同时，应有步骤地开展全科医师岗位培训工作，培养全科医学骨干。

要重视校医院医护人员的高层次全科医学教育工作，选拔人员接受正规的全科医学教育，培养本科生，甚至研究生。随着全科医学和社区化卫生服务工作水平的不断提高，也应逐步开展在岗人员的全科医学的继续教育工作。当前，为了尽快满足开展高校社区化卫生服务的需要，除了加快相关人员的培训外，还可引入具有全科医学工作经历或学历的人员，尽快建立一支合格的高校社区化卫生服务队伍，促进高校全科医学和社区化卫生服务的蓬勃发展。

三、积极探索、规范管理

高校应充分发挥自身优势，积极探索高校社区化卫生服务持续、健康、快速的发展道路，除了开展全科医学的队伍建设、机构建设外，还要积极进行制度建设，大力开展高校社区化卫生服务的规范化管理工作。要不断地总结经验，改进工作，为地方城镇社区卫生服务工作的发展起到良好的示范作用。综合性大学的校医院具有得天独厚的环境和条件，应积极与综合性大学拥有的对外医疗机构——附属医院建立双向转诊等机制，使常见病、多发病可以做到早发现、早诊断、早治疗，降低了高校师生员工在这些疾病中的发病率、致残率和病死率，减轻家庭和社会负担。要与综合性大学的附属医院联合进行药品招标工作，以降低医疗费用，减轻教职员工的经济负担。充分利用计算机和网络技术，建立师生员工的个人健康档案，积极探索数字化社区卫生服务建设。充分贯彻预防为主的方针，保证广大师生员工的健康，为高校的发展和学生素质的全面提高积极贡献力量。开展“个性化”卫生服务，针对不同群体、不同个体，开展从家庭访视到社区干预，从健康教育到临终关怀，实行多层次、全方位关怀与照顾。大力开展心理咨询、健康教育、社区人群干预、疾病康复等工作。利用校园内的局域网，与广大师生员工紧密相连，开展网上卫生健康宣传、咨询、预约等服务，逐步发展网上诊视等项目，不断提高师生员工的健康意识和健康水平，为高校事业的发展做出重要贡献。

总而言之，高校应紧跟形势，充分发挥高校的综合优势，制订规划，进行全科医学队伍建设、机构建设、制度建设，尽快转变校医院的职能，积极开展高校社区化卫生服务，促进高校事业的持续、健康、快速发展。

第6章

全 科 护 理

第一节 心理护理在全科诊疗中的应用

心理护理是护理人员依据心理学理论，在护理过程中通过人际交流，以行动来影响和改变患者的心理状态和行为，促进康复的手段和方法。其本质是观察和了解影响患者治疗和健康的不利因素，观察及探测患者有意义的行为，在“以人的健康为核心”的全科护理模式中，心理护理占据着重要地位。全科诊室是患者到社区医疗机构就诊过程中的第一个部门，担任接待工作的社区护士是患者就诊过程中接触的第一个医务人员。首因效应会影响患者在接下来的就诊过程中的体验和行为，当代心理学的研究证明，患者的心理活动及护理人员对患者施加的心理影响直接影响到治疗效果。作为社区护士，除了应具备优雅得体的护士形象、高度的责任心和同情心、过硬的业务素质、正确的沟通技巧和敏锐的观察能力等综合素质外，还应该掌握心理学知识，并应用于门诊分诊工作中，对满足患者的心理需求，提升医院服务品质，增强患者就医依从性有着重要的意义。

“患病”是一种失去健康的状态。失去的心理过程包括否认—愤怒—讨价还价—沮丧—接受5个阶段。护理人员应在接触患者的第一时间通过观察其表情行为、肢体语言初步判断患者正处于哪个心理期，然后针对患者的具体心理障碍，采取相应的心理护理措施，用护士的语言、行为、神态、优质周到的服务去消除患者的不良心理，从而使其处于最佳的心理状态，调动起潜在的自我康复能力。笔者通过自身多年的社区全科护理实践经验和学习文献将心理护理措施及体会总结如下。

一、不同“患病”阶段患者常见的心理问题及护理措施

（一）否认期

这一时期的患者主观上不愿接受患病这一事实。他们或不愿意就诊，或被家属劝导就医，表现出固执和不依从，不相信医师的诊断，或持无所谓心态，就医后不遵医嘱用药。这种心态往往导致患者贻误病机。此外这个时期的患者常由于首次就诊或患急性病，陌生的环境让他们对就医更加抗拒。社区护士需要帮助患者适应环境和转换角色，提高患者重视健康的认知。热情接待和主动引导可消除陌生感；柔和的语调可减少抗拒；保证的语言可给

予安全感；递上健康教育手册可提供相关信息和抵消等待中的烦躁；对急性病患者优先安排就诊；就诊后告知患者遵医嘱的重要性。

（二）愤怒期

处在这个时期的患者脆弱、易激惹，心理语言是“老天对我太不公平了”。他们在就诊过程中表现出焦虑、恐惧、急躁，易迁怒他人，易与医务人员发生冲突，甚至对就医环境百般挑剔。这一时期护理人员应面带微笑，以温和的言语、宽广的胸怀、细微周到的服务体现出对患者的理解、宽容和同情，并适时给予患者以心理疏导，使其明白：愤怒只会加重病情，没有任何好处。

（三）讨价还价期

这个时期的患者虽然已经接受了患病的事实，但抱侥幸心理，不相信病情发展的程度，尤其对不良转归持怀疑态度，心理语言是“没那么严重吧，我的身体扛得住”。不完全遵医嘱治疗，常自行调整治疗方案。这种患者在短时间内能稳定情绪，但破坏了治疗的完整性。健康教育是应对这类患者的重要手段，宣传栏、声像材料、录像片、健康教育宣传碟、手册、咨询台等都是很好的方式。社区护士需耐心倾听患者的叙述，给予正确的指导和解释，表达对患者一视同仁的尊重，鼓励患者接受现实，树立与疾病做斗争的信心。

（四）沮丧期

患者已经完全接受了患病的事实，表现出消极心理，心理语言是“我太倒霉了，我太惨了”。由于对治疗疾病失去信心，表现出思维迟缓、意志力减退、冷漠、回避、自我责备、孤独、被动、依赖等特征，缺乏安全感，甚至有自伤行为。

病程较长的慢性病患者、复诊的患者和病情较重的患者易出现这种状况。社区护士应主动周到地向患者提供所需的服务，并照顾到重症患者的特殊需求。向患者传输现今医疗技术发展进步境况，帮助患者树立战胜疾病的信心，同时动员家属配合，表达患者个人角色在家庭中的重要地位，不嫌弃、不放弃，多鼓励，这些方法都有助于帮助患者克服沮丧情绪，重建生活信心。

（五）接受期

处在这个时期的患者是积极的心态，心理语言是“问题来了就尽力解决”。他们依从性好，积极配合医师治疗，主动学习与疾病相关的健康知识，对就医环境不苛求，与医务人员相处和谐。这类患者需要的是认同和支持，社区护士在提供服务时不需要说教的语言，充分尊重患者的个人意愿就可以了。如果候诊环境允许，在不违反医院原则的情况下，可以让这样的患者和处于沮丧期的患者交流，即同伴教育，通过个人分享帮助沮丧期的患者走出心理困境。

二、体会

失去健康的感受因人而异，并不是每一个患者都会经历这 5 个阶段或一定按这个顺序进行，有时，某个阶段可能会重复或交叉出现。患者的反应与病前人格有关，社区护士应具备敏锐的观察能力和分析能力，针对不同患者采用不同的护理措施，目的是让患者尽快进入到接受期，有利于患者的康复，有利于治疗方案的实施，有利于改善医患关系，更能彰显有效的心理护理措施对提高医疗质量的贡献。

心理护理是护理人员在护理过程中通过自己的态度、言谈、举止等，有目的地影响患者的认识和感受，从而消除患者不良的心理状态和行为，调动患者潜在的积极因素，进而达到防病治病、促进健康的目的。在社区医疗服务中，应用心理护理模式，完全与全科医疗模式相呼应。社区医疗机构在开展区域卫生服务工作中，应积极引进和开展全科护理，在护理培训中，重视心理护理的培训，充分发挥心理护理的作用，在社区全科诊疗中，辅以必要的心理健康指导与健康促进，使患者不仅配合而且积极主动地加入治疗疾病及健康促进活动中来，提高社区居民的整体健康状况和综合生活质量。

第二节 全科护理护患沟通在护理工作中的应用

随着医学模式的转变和医疗体制的改革，患者的维权意识增强，执法执业完善，护患关系发生了很大变化，护患沟通成为护患双方共同关注的焦点，尤其是患者由于疾病缠身，存在担心、恐惧、烦躁情绪，迫切需要医护人员的帮助，让患者得到及时正确的救治显得更加重要。经过与患者有效沟通，了解具体情况，并进行各项针对性方案的制订，帮助其改善不良心理表现，从而提高治疗效果，提高患者对护理工作的满意度。

对患者的各项资料进行细致的收集，包括文化水平、过往疾病史、过敏史等。详细的资料更有利于干预方案的制订，使治疗更具针对性，效果也更明显。

一、和蔼可亲、真心地对待患者可增加患者的信任度

疾病常导致患者较重的心理压力，多有恐惧、担心、焦虑等不良心理状态。患者非常希望医疗工作人员对其进行治疗，护理人员在工作中应和蔼可亲、真心地对待患者，使患者产生信任感，从而在治疗中更加配合，这对治疗有很大帮助。

二、良好的关系可明显避免纠纷发生

有效沟通可明显改善医患双方的关系，而良好的关系可明显避免纠纷的发生。有文献研究指出，纠纷中有约80%为沟通不畅而导致的。这表明和患者进行有效、细致的沟通非常关键。

1. *加强与患者的接触和交流* 交往之初，医护工作人员就应密切观察患者的情绪变化，了解患者的生理、心理特点，做到处处关心患者，对患者提出的问题尽可能地给予解答。病情加重时，患者易产生焦虑、恐惧心理，这时更应做好心理护理，帮助患者尽快适应。

2. *树立良好的职业道德* 熟练掌握护理技能，为患者提供优质服务。护士担负着救死扶伤的神圣使命，必须具备良好的护理道德，具备珍爱生命的崇高情感，承担为生命负责的责任和义务，在实施护理操作时，及时、安全、熟练的操作能减少患者的痛苦，取得患者的信任，是建立良好护患关系的关键。

3. *完善各项制度，加强科学管理* 防止差错事故的发生，避免和减少护患矛盾，在护理工作中，护士必须遵守医院的各项规章制度，严格执行查对制度及各项操作规程，达到

有序、安全、及时、准确、高效，使患者满意。

护患沟通既是一门科学，也是一门艺术，是取得患者信任的必备技巧。进行良好的沟通可对患者的各项情况更加清楚，从而制订出更具针对性的干预措施，对患者的各项心理情况改善效果更明显。良好的护患沟通可以顺利化解护患纠纷，让患者对医院的信任度明显增加，从而增加医院的影响力。

第三节　全科护理在社区护理中的应用

一、全科护理的概念和特征

（一）全科护理的概念

全科护理是与专科护理相对应的概念，是指以个人的健康为中心，围绕着每一个个体所进行的一系列护理活动，而不单单是针对某一专科疾病进行护理。通常而言全科护理是以家庭为单位，主要适用于社区护理。针对社区中的每个家庭、每个成员的健康进行综合性、全方位的护理，以护理为重点，以预防、保健、康复为辅助手段，最大限度地保障患者的健康问题。

（二）全科护理的特征

与医院专科护理相比，全科护理主要有以下几个特点：①全科护理主要适用于社区。医院的管理结构与社区的不同，它的管理、运行及人员安排更加细化，并且医院的患者数量更多，如果不实行专科护理，会给医院的工作带来困扰，同时也不利于患者的康复。而社区不同，它所面对的患者数量比较少，而且管理结构也比较简单，全科护理更符合社区的特点，同时也有利于患者病情的康复。②全科护理的工作范围广。医院的专科护理对象主要是以某一专科为范围进行，例如，神经外科护理人员只负责神经外科方面疾病患者的护理，但全科护理是以个人为单位，涉及基础护理、各种专科护理及心理护理等各个方面。因此对全科护理人员来说，要求更多，挑战更大。③全科护理灵活性更强。可以说全科护理是一种弹性护理方式，根据实际情况随时调整工作内容，虽然一些常规的工作内容大体一致，但是当出现急诊时，诊断、病床及一些处置工作都是临时决定的。虽然相较医院而言不利于管理，约束性比较差，但是也具备其自身独特的优点，能够提高工作效率，更好地为患者服务。

全科护理在我国起步较晚，目前仍然处于探索阶段，随着社区护理的不断完善以及今后社会的不断发展，全科护理的应用范围将会进一步扩大，更有效地发挥其作用。

二、全科护理在社区护理推广与应用中存在的问题

任何事物的存在和发展都有其一定的规律性，都要在不断的实践中找出存在的问题并加以改善。全科护理也不例外，它在社区护理的推广和应用中主要存在以下几点问题。

（一）医护队伍不健全

在整个全科护理中，医护人员处于核心地位，对患者的健康起着决定性作用，因此这

就需要医护人员具有精湛而全面的护理知识、敏锐的判断力及崇高的职业道德。一方面，在专业知识上，全科护理比专科护理要求更高，在这种工作模式下，每一个护理人员都应熟练掌握多种护理知识，不仅涉及各种专科知识，还包括心理护理等方面。另一方面，医护人员的专业技能不足。我国的全科护理起步较晚，在护理人员的培养上仍然没有形成全科护理观念，虽然随着时代的不断发展，全科护理的适用范围在不断扩大，但全科护理人才严重匮乏，这对医护人员本身以及我国医护人员的培养机制来说都是很大的挑战。如果全科护理人员的知识不够全面、实践经验不够丰富，则很难应对全科护理中可能出现的各种问题。另外，社区的工作内容较多，对医护人员的要求更高，但是工资水平较医院又比较低，大多数的医护人员更愿意到医院工作，如此一来便导致社区全科护理人员紧缺。护理工作能否顺利进行，取决于护理人员的人才构成，但人才紧缺制约了全科护理在社区护理中的推广和应用，为了实现"人人享有基本医疗卫生服务"的目标，解决医护人员紧缺的问题是当务之急。

（二）全科护理发展机制不健全

20世纪80年代初期，社区护理模式开始引进中国，在社区护理的实践中人们逐渐认识到了实行全科护理的必要性，并由此开始全科护理探索的脚步。而国外的全科护理已经存在并发展了100多年，早已日趋完善，我国的全科护理模式还是在借鉴国外的全科护理明尼苏达模式基础上建立起来的。目前，全科护理在我国仍然没有引起足够的重视，关于全科护理的理论研究者较少。一套完善的发展模式必须要有科学而充分的理论知识做基础，我国在全科护理方面没有权威的专家学者。虽然现在一些高校开设了全科护理的研究课程，但是仍然以培养医院专科护士作为主要目标，因此收效甚微，并没有取得突破性进展。

从本质上讲，社区的护理人员与医院的医护人员工作是一样的，甚至工作量更大，但是实践中社区工作人员的待遇普遍低于医院的工资水平，在这样的待遇环境下，人们自然更愿意到医院工作。另外由于社区护理仍然处于探索阶段，人们对它的认识不足且存在一定的认识误区，这些也给全科护理的推广和应用带来了阻碍。

（三）组织结构不完善

与医院的临床专科护理相比，社区全科护理的特点之一便是它的灵活性。社区服务体系仍然处于发展完善的阶段，在很多方面还没有形成统一的模式和定论，再加上社区护理自身的性质，使得全科护理的组织结构变化性比较大，难以形成一套固定的组织结构。首先，社区护理的硬件设备不齐全。社区接收的患者数量比较少，患者流量较为固定，而且各方面的重视度不够，资金投入少，难以支付各种器材的购买费用。其次，社会卫生保障体系不一致、人们的经济收入和承受能力不同等原因使得全科护理在发展中一直没有形成统一的收费标准，因此也使得社区的全科护理工作面临着尴尬的局面。此外，社区护理术语、交通信息联络体系等方面也有待改善。

三、完善全科护理在社区护理中推广应用工作的措施

（一）加强医护人员队伍建设

若想成为一名合格的全科护理人员，丰富而全面的专业知识、良好的职业道德素养是

必不可少的，这比对专科护理的要求更高。为了满足社区护理的要求，建立健全社区服务体系，应当重视全科护理人才的培养。一方面，应当加强对全科护理人员专业知识的培训，保证护理人员能够具备精湛的专业知识，能应对工作中可能出现的各种状况，保障患者的生命健康安全。医护人员也应形成良好的工作素养，自觉主动地接受再教育。随着时代的变化、护理要求的提高，医护人员为了适应社会发展的需要，保证自己不被淘汰就必须不断进行再教育，全科护理内容复杂，需要面临各种问题，加强医护人员职业技能培训已经成为发展之必然。此外，针对社区全科护理人员的工资水平比医院临床护士低的现状，应当适当提高全科护理人员的待遇问题，通过保障基本工资及奖金、保险等福利，提高人们对社区全科护理工作的积极性，使其积极地投身到社区全科护理工作当中。从以上两方面同时着手可以有效缓解工作人员短缺的问题。

（二）建立健全全科护理发展机制

若要建立完善的全科护理发展机制，理论模式的探索和人才的供应是必不可少的。基于此，高校应当提高重视度，建立全科护理人才培养基地。通过教学研究，摸索出适合中国国情的全科护理发展模式，为实践提供充足的理论基础。此外，高校作为人才输出的教育机构，培养社会需要的人才是其不可推卸的责任，而随着全科护理适用范围的不断扩大，专业人员的需求量会不断增加，建立专门培养全科护理人才的学校是必然趋势，应通过高校教育培养更多的人才。为了保障专业人才培养后能学有所用，高校与社区间应当加强合作，以保证培养的人才符合社区护理的要求，也确保今后的就业问题。建立专门的全科护理培养学校，可以使全科护理发展模式在实践中不断加以完善，最大限度地保证患者的健康。

（三）完善社区全科护理的组织结构

为了实现国家以人为本的治国理念，我国在医疗方面做出了重大变革，而社区护理是解决人们“看病难”问题的关键措施，因此如何完善社区全科护理的组织结构，以实现“病有所医”已成为重点问题。首先，设备和仪器是进行全科护理的手段和基础，如果没有仪器，医术再精湛也难以保证疾病诊断工作的顺利进行。对此，国家相关部门应当加强对社区全科护理的资金和技术支持，从而保证社区的设备和仪器齐全，当居民来看病时能够满足基本的设备需求。其次，在满足社区护理营利性的前提下，综合考虑我国的医疗水平及人们的经济水平等因素，制订统一的收费标准。形成统一收费标准是完善社区全科护理组织结构的前提和基础，社区护理应当尽量克服灵活多变的特点，制订统一的收费标准。

经济社会的迅速发展和医疗技术水平的提高，使得我国的医疗护理水平取得了突破性进展，全科护理的特点和作用决定其今后将成为社区护理的重点。虽然全科护理在我国发展时间不长，在理论和实践上仍然存在一些不足，但是通过在高校建立全科护理人才培训基地、建立健全全科护理发展机制及完善社区全科护理的组织结构，可以有效解决目前所存在的问题。相信在各方的共同努力下，我国的全科护理一定能在社区护理中得到有效的推广和应用。